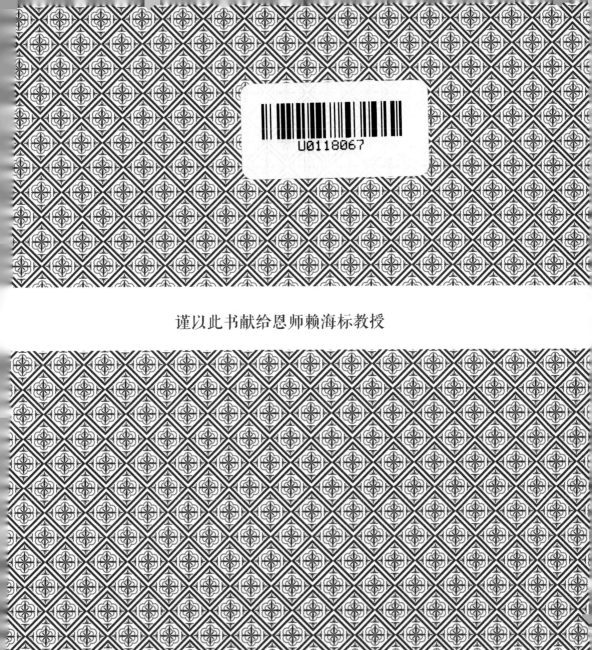

谨以此书献给恩师赖海标教授

中医医案医话
选编

孟繁甦　王　悦　编著

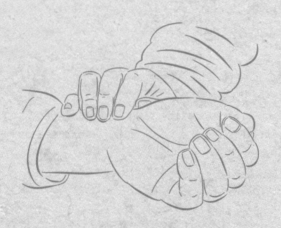

暨南大学出版社
JINAN UNIVERSITY PRESS

中国·广州

图书在版编目（CIP）数据

中医医案医话选编/孟繁甦，王悦编著 . —广州：暨南大学出版社，2023. 11
ISBN 978 - 7 - 5668 - 3651 - 9

Ⅰ. ①中… Ⅱ. ①孟… ②王… Ⅲ. ①医案—汇编—中国—现代 ②医话—汇编—中国—现代 Ⅳ. ①R249. 7

中国国家版本馆 CIP 数据核字（2023）第 070417 号

中医医案医话选编
ZHONGYI YI'AN YIHUA XUANBIAN
编著者：孟繁甦　王　悦

出 版 人：阳　翼
责任编辑：郑晓玲
责任校对：孙劭贤
责任印制：周一丹　郑玉婷

出版发行：暨南大学出版社（511443）
电　　话：总编室（8620）37332601
　　　　　营销部（8620）37332680　37332681　37332682　37332683
传　　真：（8620）37332660（办公室）　37332684（营销部）
网　　址：http：//www. jnupress. com
排　　版：广州市新晨文化发展有限公司
印　　刷：深圳市新联美术印刷有限公司
开　　本：787mm × 1092mm　1/16
印　　张：13. 25
字　　数：243 千
版　　次：2023 年 11 月第 1 版
印　　次：2023 年 11 月第 1 次
定　　价：98. 00 元

（暨大版图书如有印装质量问题，请与出版社总编室联系调换）

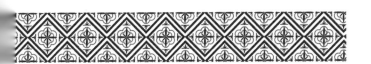

序

学习传承经典　创新发展中医

中医学是根植于中国传统文化土壤中的一门学科，其广泛吸收中国传统经典文化哲学思想，形成了一套博大精深的中医理论体系。学习中医，只有建立独立、创新的中医思想，才能真正继承和发展中医。要达到此目标，必须具有扎实的理论基础和较强的中医临床能力。中医需具备继承中医药精华、广博的知识视野和对复杂事物的洞察能力及科学思维能力，才能在继承中有所创新，在弘扬中有所发展，从而更好地服务人民群众。"读万卷书，行万里路"，中医不仅是医生，还是传播者，要想学好中医，就需要多读书、多写作。学习中医，重在深入实践、学以致用，在临床中需不断学习，总结经验。

学习中医，应以《黄帝内经》《难经》《伤寒论》《金匮要略》《温病条辨》等经典医籍为蓝本。《黄帝内经》《难经》是中医理论的基础，如果没有好的基础理论，就谈不上好的临床能力。如果仅靠背方歌、药性去治病，那是无根之木、无源之水，是不能成为一个好中医的。

在经典医籍中，尤其要注重《伤寒论》的学习，要真正掌握并能运用《伤寒论》中的辨证论治思想、理论、方法等。《伤寒论》是治疗外感热病的专书，也是我国现存最早的理、法、方、药俱全的中医著作，在中医学中有其特殊地位。外感热病是一个动态发展的过程，在这一过程中，正邪进退、阴阳消长决定了疾病性质、病变部位。疾病传变往往由表及里、由浅入深、由轻到重、由实至虚。《伤寒论》中的大量条文都是对临床病例的生动记载。在全面观察分析外感热病发生发展的基础上，医圣张仲景综合病邪性质、强弱和正气、脏腑、经络、阴阳、气血、宿疾等多种因素，将外感热病发展过程中各个阶段所呈现的特定病理变化，概括为六个基本类型，即太阳病、少阳病、阳明病、太阴病、少阴病、厥阴病，并以此作为辨证论治的纲领。《伤寒论》的卓越贡献体现在"三阴三阳"辨证论治体系。书中创立的六经辨证、脏腑辨证体系奠定了中医辨证论治的基础。只有通过反复临床验证，才能读懂其真谛，让其变成活的知识，掌握其精髓和方法。《伤寒论》《金匮要略》所载方剂，被尊称为经方、"医方之祖"，其效验为历代医家所赞誉。经方疗效卓著，彰显了科学内涵和强大生命力，被奉为历代医事之准绳。作为中医基础理论与临床各科的桥梁，《伤寒论》奠定了中医辨证论治的基础。要掌握中医临床思维，需理解并灵活运用《伤寒论》中的辨证论治思想、理论和方法。

辨证论治是中医的特色，是前人从实践中总结出来的宝贵经验，是中医学的精华。证是疾病的内核，是疾病某一阶段的病理概括，如肺气虚、肾气虚、表虚、表实等。《伤寒论》《金匮要略》所载方剂是最典型的方证对应的代表，也是经过长期验证、切实有效、配伍严谨且相对较为固定的方剂。《伤寒论》中的每一个经方都准确对应一个确定的病机、一个确定的证，由此关联一系列症状和体征。在多读书、多临证的基础上，临床时应强化辨证论治、方证对应的中医临证思想。

仲景之书距今已超 1 800 年，时代在变，社会在变，患者的生活环境、体质、社会压力、精神状态等都在变，但中医诊疗的精华——辨证论治、整体观念不变。孟繁甦教授是全国优秀中医临床人才，多年来醉心于中医，对中医孜孜以求，勤求古训，博采众方，师古而不泥古，传承精华，守正创新，既强调中医思维，遵循中医药发展规律，也善于吸收借鉴现代生命科学的研究方法和成果，凝练和创新传统中医药现代表达方式，阐发其科学内涵与作用机制，在中医的医、教、研方面都取得了很好的成绩。谨以为序。

赖海标

2022 年 12 月

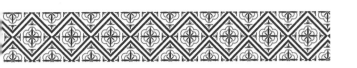

前　言

　　说中医药是一个伟大的宝库，一点儿也不为过。中华文明无论时间、空间有多大跨度，无论是帝王将相，还是普通老百姓，所患疾病，无外乎外感、饮食、情志、劳倦导致机体气血失和、脏腑功能失调，从而发生疾病。在中国历史进程中，中医药在保护人民身心健康方面做出了巨大的贡献，是中华民族繁衍生息的关键。中医药诊治疾病自成体系，有阴阳、八纲、六经、卫气营血、三焦辨证等，整体观念、辨证论治是其核心和精华。中医药是一门经长期医疗实践积累下来的经验医学。中医药的生命力在于传承和创新。传承就是要不断吸取中医名家、师辈的宝贵经验，取其精华、剔除糟粕，在继承中学习，才能少走弯路，掌握中医药的精髓。创新则是在传承的基础上，在持续的医疗实践中，对疾病有自己的体会和深刻的感悟，提出自己的诊治观点，为中医药更进一步的发展做出贡献。

　　经过本科、硕士及博士研究生学习，我毕业后从事了重症医学工作。使用先进的设备、精密的仪器、高效的抗生素成功抢救患者，给我带来了成功的喜悦和自豪。然而，很多时候，我也看到先进的诊疗并不能挽回患者的生命，例如抗生素耐药带来的无奈、多器官功能衰竭后的肠功能障碍、难以解决的发热问题等。中医药则对某些疾病甚至重症有非常大的使用空间，例如少阴病、亡阳证、亡阴证、太阴病、厥阴之寒热错杂等。

　　临床上的困惑让我逐渐回归中医药。在广东省中医药管理局的支持下，我有幸成为赖海标教授的弟子，开始随他进行"广东省名中医师承项目"的中医学习。从2017年下半年开始，赖海标教授不仅带我临证，而且在繁忙的工作之余系统地为我们学生授课，还会定期举办读书会交流学习心得。我会定期交中医作业——心得体会、医案总结、读书笔记等，恩师一字一句地修改，同时写出批改意见。经过五年多的学习，我积累了厚厚的临床医案、读书笔记，这不仅是我学习的体会，也是恩师对我指导、爱护的见证。赖海标教授遵循以六经辨证为主导的方证对应的临证思路，以经典为宗，师古而不泥古，在科学的现代医学基础上，丰富和发展中医临床内容。在我跟师学习过程中，赖海标教授始终强调要有独立、创新的中医临床思维，必须真正掌握并能运用《伤寒论》中辨证论治的思想、理论和方法，学习中医要以伤寒为基础。《伤寒论》中大量条文都是对临床病例的生动记载，只有通过反复临床验证，才能读懂其真谛，让其变成活的知识，掌握其精髓和方法。赖海标教授还经常教导我，临证要准确把握《伤寒论》的六经辨证。六经辨证是病位、病性与病情的统一。六经辨证实际上涵盖了八纲辨证，反应病位即表里，阴阳、寒热、虚实都存在病位的反应，故六经辨证是八纲辨证的另一种表述，更加直观。如今，在恩师的悉心指导下，我也以六经辨证、方证对应作为自己的诊治思路，在学中医、用中医的道路上积极努力、不断拼搏。学习虽苦，但我乐此不疲。本书主体内容是我在临证过程中的一些医案及随笔，记录下来是为了更好地提高自己的临证水平，并能在传承恩师学术思想的基础上有所创新，为中医药事业贡献自己的一份力量。

感谢在我学习过程中给予各种帮助的老师、朋友及家人们！

孟繁甡

2022 年 11 月

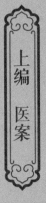

上编　医案

中医医案医话选编

目录

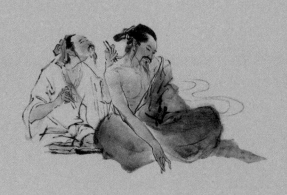

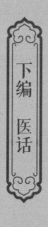
附　录

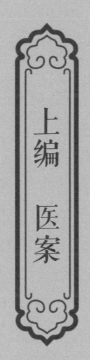

上编　医案

内　科

感冒

小青龙汤加减治疗水饮停肺证感冒案

患者梁某，女，36 岁

2020 年 8 月 26 日初诊

主诉：咳嗽伴有咽痒 20 余天。

现病史：咽痒，咳嗽，咯大量白色痰，痰有泡沫，微恶寒，汗出，口淡，纳差。

查体：咽稍红，双侧扁桃体Ⅱ度肿大。

舌脉：舌淡红水滑，脉细弱。

中医诊断：感冒。

证型：水饮停肺。

方药：小青龙汤加减

麻黄	10 克	白芍	10 克	细辛	5 克	干姜	10 克
桂枝	10 克	五味子	10 克	姜半夏	10 克	燀苦杏仁	10 克
炙甘草	10 克	生姜	10 克	桔梗	10 克		

共 2 剂，水煎温服，日一剂。

服药后症状明显好转。

10 天后受凉，诸症再发，再予前方 3 剂，咳止痰消。

临证体会

小青龙汤出自张仲景，在《伤寒论》与《金匮要略》中均有记载。《伤寒论》第 40 条云："伤寒表不解，心下有水气，干呕，发热而咳，或渴，或利，或噎，或小便不利，少腹满，或喘者，小青龙汤主之。"《金匮要略》中有："病溢饮者，当发其汗，大青龙汤主之；小青龙汤亦主之"，"咳逆倚息不得卧，小青龙汤主之"，"妇人吐涎沫，医反下之，心下即痞，当先治其吐涎沫，小青龙汤主之"。可见，小青龙汤证的特点包括"外寒"与"内饮"两个基本病机。小青龙汤中有三组药：麻黄、桂枝辛温解外寒；干姜、细辛、姜半夏辛温散内饮；白芍、五味子味酸，收敛肺气，以防温散太过。

咳喘是临床常见证候，可出现于不同的疾病过程中。小青龙汤所治咳喘，多因水寒射肺，肺失宣降，故为咳为喘，甚则"咳而上气"，"咳逆喘息不得卧"。喘之轻者呼吸困难，重者张口抬肩、鼻翼翕动。《太平圣惠方》云："治伤寒四日，因下后大渴，服冷药过多，喘急者，阴盛故也，宜服小青龙汤方。"《世医得效方》也有论述："小青龙汤治表有寒邪，喘，水饮，咳嗽急，不得睡卧。"如果外寒不明显，《医宗必读》给出了加减法："太阳汗后饮多，水停而喘，小青龙汤去麻黄，加杏仁。"在温病名家吴鞠通的《温病条辨》中也有相关经验："秋湿内伏，冬寒外加，脉紧无汗，恶寒身痛，喘咳稀痰，胸满，舌白滑，恶水，不欲饮，甚则倚息不得卧，腹中微胀，小青龙汤主之。"本案患者的治疗就是抓住患者咳嗽、咯大量白色痰且有泡沫、舌淡红水滑的寒饮征象，即使没有外寒也可应用小青龙汤。

（孟繁甦）

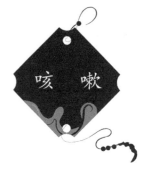

咳　嗽

小青龙汤加减治疗寒饮内停证咳嗽案

患者梁某某，男，65 岁

2020 年 11 月 4 日初诊

主诉：咽痒咳嗽多年。

现病史：咽痒咳嗽多年（反复咳嗽，遇寒加重）。每年都会咽痒咳嗽，少痰，用力后可咯出少量黏痰。晚间口苦。

舌脉：舌淡胖嫩、水滑少苔，脉缓。

既往史：右侧腹股沟斜疝。

西医诊断：慢性咳嗽。

中医诊断：咳嗽。

证型：寒饮内停。

治法：温肺化饮，行气散结。

方药：小青龙汤加减

细辛	5 克	干姜	10 克	桂枝	10 克
五味子	10 克	法半夏	10 克	炙甘草	10 克
姜厚朴	10 克	茯苓	10 克	紫苏子	10 克
桔梗	15 克	白芷	20 克	鹅不食草	5 克
广东土牛膝	15 克				

上方加水 800 毫升，煎至 400 毫升，温服，每天 2 次，共 7 剂。

2020 年 11 月 11 日二诊

患者诉咳嗽频率稍微减少。咽痒咳嗽，少痰，用力后可咯出少量黏痰。晚间口苦。

舌脉：舌淡胖嫩、水滑少苔，脉弦缓。

治法：患者咳嗽频率减少，说明前方显效，可继续以温肺化饮为治法的大方向。因咽痒症状未见明显改善，前方去紫苏子、白芷、鹅不食草、广东土牛膝，加荆芥穗、防风、紫苏梗，以祛风止痒理气。

方药：

细辛	5克	干姜	10克	桂枝	10克	五味子	10克
法半夏	10克	炙甘草	10克	姜厚朴	10克	茯苓	10克
桔梗	10克	荆芥穗	10克	防风	10克	紫苏梗	10克
生姜	10克						

上方加水800毫升，煎至400毫升，温服，每天2次，共7剂。

2020年11月18日三诊

患者诉咽痒咳嗽频率明显减少。已无晚间口苦。

舌脉：舌淡胖嫩、水滑苔浮黄，脉弦缓。

治法：因咳嗽症状明显好转，守前方。

2020年11月25日四诊

患者诉咳嗽明显好转。仅剩日间咳嗽，咽痒，有白色黏痰。未用药之前夜尿多，目前无夜尿。

舌脉：舌淡胖嫩、水滑苔浮，脉弦缓。

治法：咳嗽症状持续好转，以日间为主，仍有咽痒，继续予前方加减。

2020年12月2日五诊

患者诉即使天气变化咳嗽也不会加重，仅剩日间一两声咳嗽，咽痒，有少量黏痰。用药后夜尿明显减少。

舌脉：舌淡胖嫩、水滑苔浮，脉弦缓。

治法：效不更方。

临证体会

小青龙汤出自张仲景《伤寒论·辨太阳病脉证并治》第40条"伤寒表不解，心下有水气，干呕，发热而咳，或渴，或利，或噎，或小便不利，少腹满，或喘者，小青龙汤主之"、第41条"伤寒，心下有水气，咳而微喘，发热，不渴，服汤已，渴者，此寒去欲解也，小青龙汤主之"。

小青龙汤方：麻黄（去节）三两、芍药三两、五味子半升、干姜三两、甘草（炙）三两、细辛三两、桂枝三两、半夏半升。上八味，以水一斗，先煮麻黄，减二升，去上沫。内诸药，煮取三升，去滓，温服一升。若微利者，去麻黄，加荛花，如鸡子大，熬令赤色（古以熬字代炒字用）。若渴者，去半夏，加瓜蒌根三两。若噎者，去麻黄，加炮附子一枚。若小便不利、少腹满，去麻黄，加茯苓四两。若喘者，去麻黄，加去皮尖杏仁半升。

小青龙汤是麻黄汤的变方，即麻黄汤去杏仁，加干姜、细辛、五味子、半夏、芍药而成。《医宗金鉴》云："表实无汗，故合麻桂二方以解外。去大枣者，以其性滞也；去杏仁者，以其无喘也，有喘者仍加之；去生姜者，以有干姜也，若呕者仍用之；佐干姜、细辛，极温极散使寒与水俱得以汗而解；佐半夏逐痰饮，以清不尽之饮；佐五味收肺气，以敛耗伤之气……"

《黄帝内经》云："形寒饮冷则伤肺。"本案患者反复咳嗽多年，遇寒加重，痰白质黏，舌淡苔滑，一派寒饮内停之象，符合小青龙汤证，故予小青龙汤化裁治之。患者咽喉不适明显，故在小青龙汤的基础上合用半夏厚朴汤，以利咽散结。患者服7剂后咳嗽频率减少，咽痒减少，适当加减显效后守前方。患者用药后夜尿明显减少，但方中并无补肾固精缩尿之品，可见夜尿并非肾虚所致，是以寒饮为患，水饮浸渍。温化水饮之后，气机通畅，水津得通，故夜尿减少。后随访，患者咳嗽未再发。

该方辛温发散，温化水饮，是治疗外寒内饮之良方，但寒水内蓄的咳喘而无表寒者亦属其范畴，不应拘泥于表证是否存在，无论有无表证，皆可用之。

（孟繁甦医案　陈映彤整理）

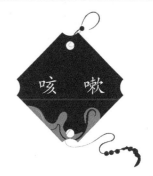

补中益气汤合缩泉丸加减治疗
肺癌术后气促伴夜尿多案

患者李某，男，73 岁

患者因"反复咳嗽、咳痰 4 月余，肺癌术后 20 余天，气促 3 天"于 2022 年 9 月 1 日由门诊拟"右肺癌术后"收入院。

详情：患者在 4 个多月余前无明显诱因出现咳嗽，伴咳痰、胸痛，以右侧胸前区明显，于我院确诊右肺癌。2022 年 8 月 12 日在他院行胸腔镜下右下肺叶切除术，术后病理提示（右下肺）浸润性癌，结合免疫组化结果，符合非角化鳞状细胞癌（中分化）。术后出现右侧少量气胸，经吸氧等治疗后好转出院。3 天前出现气促，仍咳嗽、咳痰，右侧胸痛不适，遂来我院就诊。查彩超提示"右侧胸腔少—中量积液（可见分隔）"，由门诊拟"右肺癌术后"收入院进一步诊治。

2022 年 9 月 1 日初诊

现病史：神清，精神疲惫，活动后气促，右侧胸痛不适，咳嗽、咳痰，痰黏稠、色白、量少，无恶寒发热、恶心呕吐，无腹痛腹泻，纳可，大便正常，夜尿增多，每晚 5~7 次。因夜尿多眠差。

查体：全身浅表淋巴结无肿大，胸廓对称。右侧胸部可见手术瘢痕，无红肿渗液。呼吸正常，右肺叩诊浊音，呼吸音右侧减弱，双肺未闻及干湿性啰音。超声提示：右侧胸腔少—中量积液（可见分隔）。

舌脉：舌暗红、苔薄白泛淡黄，脉濡滑。

中医诊断：肺癌。

证型：肺脾气虚。

方药：补中益气汤合缩泉丸加减

黄芪	10 克	北柴胡	10 克	白术	10 克	党参	10 克
茯苓	10 克	炙甘草	10 克	蒸陈皮	10 克	当归	10 克
天花粉	20 克	益智仁	10 克	乌药	10 克	砂仁后下	5 克
防风	5 克						

上方加水 800 毫升，煎至 400 毫升，温服，日一剂。

2022 年 9 月 3 日查房

患者诉气促明显减轻，昨夜睡眠明显好转，夜尿减为 2 次。晨起精神状态佳。咳嗽、咳痰稍减轻。

查患者舌质偏暗，予前方加茜草 15 克、红花 5 克，以加强活血化瘀之功。

2022 年 9 月 4 日手术

行右侧胸腔积液引流术，引出液体约 20 毫升。

2022 年 9 月 5 日查房

患者诉症状继续好转，夜尿明显减少，睡眠较前好转。

让患者带中药出院，以巩固疗效。嘱咐患者避风寒，禁寒凉饮食，适当运动。

临证体会

中医学理论认为，人体是一个以五脏为中心的有机整体，整体观念及辨证论治是中医基本法则，切不可"头痛医头，脚痛医脚"。此案患者本次入院的突出问题是气短、夜尿多。

《黄帝内经·素问·经脉别论》曰："饮入于胃，游溢精气，上输于脾。脾气散精，上归于肺，通调水道，下输膀胱，水精四布，五经并行。"水液的正常代谢，需要脾胃、肺等脏腑功能正常才能完成。脾胃属土，肺属金，存在母子相生关系，肺主气而脾胃益气，肺所主之气来源于脾胃。脾胃主受纳、腐熟水谷，为气血生化之源，但气血的运行有赖于肺气的推动，必先上注于肺，才能流注于十二经脉，营养五脏六腑、四肢百骸。从经络循行路线看，"肺手太阴之脉，起于中焦，下络大肠"，中焦与肺经相连。因肺属金，脾胃属土，土生金，根据中医五行相生理论确定了"培土生金"的治疗原则。

此案患者年老虚损，既往长期吸烟，本次因诊断肺癌行肺叶切除术，久病及手术是导致其肺虚损的主要因素。肺气虚则气促，肺失宣肃、水液代谢失常则咳嗽、气促、痰多。年老体弱，加之刚经历手术，故肺脾俱虚，脾虚不能升清，气血之源无力生化，故精神疲惫。患者已经到了"男子八八，肾气衰微"的状态，夜间阳气衰微，阳不化气，故夜尿多。由此可见，患者病位在肺，与脾、肾相关，故以益气补虚、培土生金为法，这也符合《难经·六十九难》所言"虚者补其母，实者泻其子"。

本案以补中益气汤加减，方中黄芪为君药，用量小，仅 10 克，取其轻清上升之意；北柴胡升提下陷之清气；白术、党参、炙甘草为臣药，补中益气，补肺健脾；当归养血补血；陈皮、砂仁健脾理气，补而不滞；益智仁、乌药温肾纳气，天花粉生津，再加少量防风助肺之宣降得复。全方以补肺益气为主，佐以健脾纳肾，使肺气充沛，华盖固密，宣降协调有司，则津液运行如常，同时合用缩泉丸温肾固精缩尿。服用 2 剂后，患者咳嗽、咳痰、气促、胸痛症状稍好转，夜尿次数减少，效不更方，考虑久病加上肺癌手术，加茜草、红花以活血祛瘀通经。

患者用药后夜尿明显减少，这正与塞盖止流法相符。下病上治的提壶揭盖法是由整体观念衍生的治法，由金元大家朱丹溪首创，为诸医详知且运用广泛。《名医类案》记载了朱丹溪一则医案："一人小便不通，医用利药益甚，脉右寸颇弦滑。此积痰在肺，肺为上焦，膀胱为下焦，上焦闭则下焦塞，如滴水之器，必上窍通而后下窍之水出焉。以药大吐之，病如失。"肺气宣降，主通调水道，若肺气不能正常宣发肃降，则水液输布失常，小便不通，应宣肺利水，"开上源以利下流"。本案的塞盖止流法，与提壶揭盖法是同样的道理。肺为华盖，乃"水之上源"，主一身之气，气行则水行、气闭则水闭。

临床上凡是气虚证，表现为自汗、泄泻、多尿、遗精、带下等症状，可从塞盖止流法思之。提壶揭盖与塞盖止流二法，旨在调理气机与水道，不通则畅其气机，不摄则固其源流。由此可知，整体观念、辨证论治乃中医思维的不二法门。

（孟繁甦医案　王滢整理）

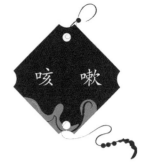

咳　嗽

苓桂术甘汤合苓甘五味姜辛夏杏汤加减治疗反复咳嗽案

患者陈某，女，57岁（已婚已育）

2022年8月24日初诊

主诉：反复咳嗽8月余。

现病史：患者在8个多月前无明显诱因出现反复咳嗽，有灰色痰，伴头晕明显。大便时硬时稀。无怕冷。在他院长期接受雾化治疗，用药为布地奈德。

舌脉：舌淡水滑润、苔白，脉沉滑弱。

既往史：过敏性鼻炎。

西医诊断：支气管炎、慢性咳嗽。

中医诊断：咳嗽、头晕。

证型：水饮上犯。

治法：补益肺脾，温阳化饮。

方药：苓桂术甘汤合苓甘五味姜辛夏杏汤加减

法半夏	10克	生姜	10克	茯苓	30克	桂枝	20克
白术	20克	炙甘草	10克	泽泻	15克	干姜	5克
细辛	5克	燀苦杏仁	10克	桔梗	10克	射干	15克
桑白皮	10克						

上方加水800毫升，煎至400毫升，温服，每天2次，共7剂。

2022年8月31日二诊

患者诉静息状态下无咳嗽，进冷食后咳嗽偶作，痰较前减少。活动、平卧起床改变体位时头晕明显。纳差，大便正常。无口干口渴，饮水少。

舌脉：舌淡红稍胖大润、苔薄白，脉沉弱。

方药：前方去射干、桑白皮，加制附子、白芍，取真武汤温阳利水之功；加五味子收敛肺气。

2022 年 9 月 7 日三诊

患者诉晨起轻微咳嗽，其他时间无咳嗽，痰减少。头晕明显减轻。纳可，大便正常。使用布地奈德进行雾化治疗的次数减少（2～3 天一次）。

舌脉：舌淡红稍胖大润、苔薄白，脉沉弱、右稍滑。

方药：前方加大干姜、制附子用量，以加强温补脾肾阳之功。

临证体会

张仲景在《金匮要略·痰饮咳嗽病脉证并治》中首次提出"病痰饮者，当以温药和之"的治疗原则，对后世痰饮病的临床治疗有着广泛而深远的指导意义。《金匮要略》根据水饮停留的部位及临床症状的不同将痰饮病概括为四饮，即痰饮、悬饮、支饮、溢饮。四饮合为广义痰饮，而狭义痰饮即指四饮中的痰饮。需要明确的是，《金匮要略》中论及的"痰饮"，无论是广义痰饮还是狭义痰饮，都指的是水饮为患的病证，与后世发展的"水湿痰饮"含义不同。饮为阴邪，非温药不化，得温始开，得阳始运，正所谓"寒者热之"，运用温热药物治疗正符合"治病求本"的原则。沈明宗《金匮要略编注》云："此言痰饮属阴，当用温药也。脾失健运，水湿酿成痰饮，其性属湿而为阴邪，故当温药和之。即助阳而胜脾湿，俾阳运化，湿自除矣。"

此案患者反复咳嗽 8 月余，虽长期接受雾化治疗（雾化布地奈德），但病情反复发作，遂求助于中医。刻下问诊得知，患者进冷食后咳嗽加重，咳灰色痰，头晕，大便时硬时稀，舌淡水滑润、苔白，脉沉滑弱。辨为脾阳不足，脾失健运，水饮内停，聚而为痰，上射于肺，"脾为生痰之源，肺为贮痰之器"，故发为咳嗽；清阳之气为水饮阻滞，失于上达，故头晕；脾阳虚衰，运化失权，则见大便时硬时稀；舌淡水滑润、苔白，脉沉滑弱，亦为脾阳虚衰、阴寒内生、水湿内停之象。

初诊时拟方苓桂术甘汤合苓甘五味姜辛夏杏汤加减。苓桂术甘汤首见于《伤寒论》第 67 条："伤寒，若吐、若下后，心下逆满，气上冲胸，起则头眩，脉沉紧，发汗则动经，身为振振摇者，茯苓桂枝白术甘草汤主之。"《金匮要略·痰饮咳嗽病脉证并治》亦载此方，其中第 16 条云："心下有痰饮，胸胁支满，目眩，苓桂术甘汤主之。"第 17 条云："夫短气有微饮，当从小便去之，苓桂术甘汤主之。"方中茯苓健脾利水，渗湿化饮，不但能消已聚之痰饮，而且可治生痰之源。白术与之相协，健脾祛湿之功更佳，使水气调顺。桂枝引上逆之气下行，还可温化痰饮。炙甘草甘温和中，使崇土制水之力倍增。炙甘草不会引起中满腹胀的不良反应，正如汪昂所言："甘草得茯苓，则不资满反能泄满。"然患者咳嗽日久，脾阳虚兼有肺失通调，寒饮停肺，故合方苓甘五味姜辛夏杏汤，在苓桂术甘汤的基础上加法半夏、生姜以散寒化饮，调和脾胃，干姜、细辛散寒泄满，化饮止咳，泽泻加强白术的利水渗湿之功，燀苦杏仁宣肺利水止咳，桔梗开宣肺气兼祛痰，射干、桑白皮与细辛、生姜、法半夏配伍，加强降逆祛痰之功。

二诊时患者咳嗽减轻，动则咳嗽，进冷食后咳嗽加重，起则头眩，仍纳差，饮水少，大便转为正常。考虑患者为脾阳虚兼肾阳虚，脾阳虚则水湿难运，肾阳虚则气化不行，脾肾阳虚则水湿泛滥，阳虚不能制水而水饮上犯肺胃，出现咳嗽、纳差，故延续前方思路，去射干、桑白皮，加制附子、白芍，温肾助阳，化气行水；加五味子收敛肺气。

三诊时患者咳嗽较前明显减少，胃纳好转，此为痰饮得消的缘故。轻微头晕为主要症状，考虑脾肾阳虚，水无所主，水气上冲，故守前方微调。

后随访，患者情况已明显好转，平时已戒生冷。

（孟繁甡医案　陈映彤整理）

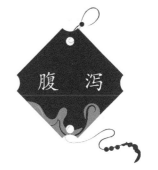

半夏泻心汤加减治疗反复腹泻案

患者林某某，男，24 岁

2022 年 4 月 12 日初诊

主诉：容易腹泻，已持续多年。

现病史：食辛辣油腻食物后容易腹泻。伴有肠鸣，胃脘不适，无反酸、反胃。近期熬夜多。

舌脉：舌尖红、苔白腻厚，脉沉弱细。

西医诊断：功能性腹泻。

中医诊断：腹泻。

证型：寒热错杂。

治法：辛开苦降，寒温并用。

方药：半夏泻心汤加减

法半夏　10 克	黄芩片　5 克	黄连　5 克	干姜　10 克
炙甘草　10 克	党参　10 克	黑枣　15 克	甘草片　10 克

上方加水 800 毫升，煎至 400 毫升，温服，每天 2 次，共 3 剂。

2022 年 4 月 19 日二诊

患者诉症状均减轻，大便后稍有热感。

舌脉：舌尖红、苔白腻厚，脉沉数有力。

方药：

清半夏　10 克	黄芩片　10 克	广藿香　20 克	佩兰　20 克
北柴胡　10 克	茯苓　15 克	燀苦杏仁　10 克	桑白皮　10 克

上方加水 800 毫升，煎至 400 毫升，温服，每天 2 次，共 5 剂。

临证体会

半夏泻心汤出自《伤寒论》："伤寒五六日，呕而发热者，柴胡汤证具，而以他药下之，……但满而不痛者，此为痞，柴胡不中与之，宜半夏泻心汤。"此方由"半夏半升，黄芩、干姜、人参、甘草各三两，黄连一两，大枣十二枚"共七味药组成。半夏苦辛温燥、散结消痞、和胃降逆，干姜辛热、温中散寒，二者相合，辛开而温，以散脾家之寒。黄芩、黄连苦寒而降，以降胃家之热。参、枣、草甘温培元，补脾胃、生津液，既防芩、连之苦寒伤阳，又防夏、姜之辛热伤阴，诸药相合，寒热得除，气机得畅，升降复常，痞、呕、利诸症自愈。全方具有辛开苦降、清热温寒、补虚泻实、调畅气机、调和阴阳的功效，是治疗寒热互结、虚实夹杂痞证的代表方剂，也是临床治疗各种胃炎和十二指肠溃疡等病常用且有效的方剂。刘渡舟教授称"泻心汤"为内科治疗胃病开辟了法门。

痞，在《增韵》里指"气隔不通"，可指病机，即气分郁阻；也表示症状，与满、硬并列。"心下痞"是以患者自觉胃脘部堵塞、胀闷不舒，按之柔软不痛为特征，在《伤寒论》中虽是误下之证，但实际上可出现在多种外感及内伤疾病中。中虚痞塞，斡旋失司，气机升降失常，寒热互结，虚实相杂，出现心下痞满之症，是痞证的基本病机。半夏泻心汤是《伤寒论》治疗痞证的代表方。除半夏泻心汤之外，还有甘草泻心汤及生姜泻心汤，作用机制是相同的，三方各有侧重。《伤寒论》第157条云："伤寒，汗出解之后，胃中不和，心下痞硬，干噫食臭，胁下有水气，腹中雷鸣，下利者，生姜泻心汤主之。"半夏泻心汤是生姜泻心汤加生姜四两，减干姜至一两，余不变。主治水气互结的心下痞硬，水气停留于胁肠间见胁下胀痛、肠鸣下利之症，以达和胃降逆、散水消痞之效。

《伤寒论》第158条云："伤寒中风，医反下之，其人下利，日数十行，谷不化，腹中雷鸣，心下痞硬而满，干呕心烦不得安。医见心下痞，谓病不尽，复下之，其痞益甚。此非结热，但以胃中虚，客气上逆，故使硬也，甘草泻心汤主之。"半夏泻心汤是甘草泻心汤加炙甘草至四两。《伤寒论》第75方中无人参，林亿等据《千金要方》《外台秘要》注解为脱简，明确表示原方应有一味人参。本方用以治疗误下后脾胃更虚、痞利俱甚、干呕心烦、寒热错杂的重证。

《伤寒论》首创辛开苦降之法，创立治疗脾胃病之大法，为后世治疗脾胃病提供了思路。李东垣的《脾胃论》也是受到辛开苦降治疗思想的启发，重视脾胃气机之升降，提出"脏腑的升降浮沉，以脾胃为枢纽"之论点。补中益气汤、升阳散火汤等名方都是升补阳气之剂，以升发为主，其中也有苦降之品，升中阳与降阴火相辅相成，体现了升降并存的治疗思想。

本案患者主诉是食辛辣油腻食物后容易腹泻，经详细询问病情得知，患者有胃脘不适的痞证。舌尖红、苔白腻厚为上热表现；肠鸣、腹泻则为下寒症状。脉沉弱细为久病脾肾亏虚之征。此案病证具有"痞、满、利"的典型表现，虽病久，但药后患者诸症霍然，可见抓主证是有效治疗的关键。

（孟繁甦）

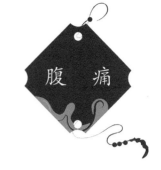
腹痛

吴茱萸汤加减治疗反复夜间腹痛案

患者温某，女，68 岁

患者因"反复中上腹痛 5 月余，加重 20 余天"于 2022 年 4 月 14 日由急诊拟"腹痛查因"收入院。

详情：患者在 5 个多月前开始出现中上腹部反复发作性疼痛，多在夜间发作。2022 年 1 月在他院住院，诊断为"胆囊结石"，行胆囊切除术，术后腹痛未见缓解。2022 年 1 月 29 日至 2 月 10 日再次因腹痛在原术科住院，查腹部 CT、肠镜、MRCP、肠系膜动脉 CTA 等均未见明显异常，诊断为"胆囊切除术后综合征"，经对症处理仍反复腹痛，痛如刀割样，以脐周为主，游窜至腰背，伴呕吐痰涎，腹痛欲便，大汗出，持续数小时。患者及其家属苦不堪言，曾多次在市级及区级医院门诊及急诊就诊，然而症状不减反而加重，遂来我院求诊。

2022 年 4 月 14 日初诊

现病史：腹痛，喜温喜按，得温则舒。平素畏寒，心慌易惊，情绪急躁，咽中有痰，喜饮温水，纳可，眠差，易醒，二便调。

查体：腹部平软，无压痛，无反跳痛，肠鸣音活跃。

舌脉：舌淡暗、苔白腻稍厚，脉沉弦细。

中医诊断：腹痛。

证型：虚寒腹痛。

方药：吴茱萸汤加减

| 吴茱萸 | 10 克 | 党参 | 10 克 | 黑枣 | 15 克 | 生姜 | 10 克 |
| 黄连 | 5 克 | 姜半夏 | 10 克 | | | | |

水煎温服 1 剂。

患者服药后当天未见明显腹痛，当夜未见腹痛发作，守方再服 3 剂。

2022 年 4 月 19 日查房

患者夜间再发腹痛，疼痛程度基本同前，但持续时间缩短，查体未见异常。予解痉止痛治疗后腹痛缓解，但情绪忧虑，余症大致同前。调整方药如下：

吴茱萸 20 克	党参 10 克	黑枣 15 克	生姜 10 克
姜半夏 15 克	甜叶菊 5 克	木香 10 克	砂仁 5 克

水煎温服，每天 1 次，共 3 剂。

2022 年 4 月 22 日查房

患者仍间断有腹痛发作，但疼痛程度及发作时间明显缩短，不需要止痛治疗便可安然入睡，纳眠可，二便调。予前方加制枳壳 15 克、姜厚朴 15 克，共 3 剂。

患者服药后腹痛发作次数明显减少，程度轻微，疼痛可耐受。情绪平和，腹部平软，无压痛，无反跳痛，肠鸣音正常，舌淡红、苔白，脉沉弦。

4 月 25 日，患者出院。嘱少食寒凉、注意保暖、门诊复诊。

5 月 4 日，患者于门诊复诊，精神状态良好，已无腹痛，纳眠正常。

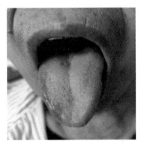 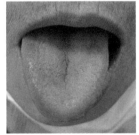 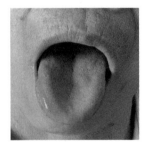

| 4 月 14 日舌象 | 4 月 22 日舌象 | 5 月 4 日舌象 |

临证体会

患者因反复剧烈腹痛求诊，辗转多家医院，经内外科治疗后腹痛未能缓解。患者及其家属均苦不堪言，对中医治疗寄予极大期望而入住我院。

从以往就诊资料来看，器质性腹痛可能性不大。四诊合参，患者腹痛具有以下特点：①腹痛时见呕吐痰涎，痛时喜温喜按，得温则舒；②腹痛多在夜间加重；③平素畏寒，喜饮温水，伴有反酸；④舌淡暗、苔白腻稍厚，脉沉弦细。由此可见，患者腹痛是由胃中虚寒，胃气失于和降，浊阴上泛所致。柯琴在《伤寒来苏集·吴茱萸汤证》中说："呕而无物，胃虚可知矣；吐惟涎沫，胃寒可知矣……"《伤寒论》第378条对此给出了方药："干呕，吐涎沫，头痛者，吴茱萸汤主之。"

《伤寒论》吴茱萸汤证有三：一为阳明"食谷欲呕"（第243条）；一为少阴"吐利，手足逆冷，烦躁欲死"（第309条）；一为厥阴"干呕，吐涎沫，头痛"（第378条）。由此可见，吴茱萸汤证的主证除呕吐外，还包括下利、手足逆冷、烦躁欲死、头痛等，病机为肝胃虚寒、寒浊上逆。吴茱萸汤四药合用，具有温中补虚、降逆止呕的作用，主治肝胃虚寒、浊阴上逆所致诸症。叶橘泉认为吴茱萸汤的主证是发作性激烈呕吐，头痛，烦躁，手足逆冷，呈重症状，脉多沉细沉迟，胃部痞满、痞硬，属虚证、冷证。刘渡舟认为此方治疗寒邪侵犯厥阴经脉，引起颠顶疼痛，甚则四肢厥冷，舌淡苔白，脉弦之证。胡希恕认为"方证辨证"是尖端，"有是证，用是方"，只要证候与条文符合，即可选用，至精至简，至平至易。以往采用吴茱萸汤治疗头痛、呕吐涎沫较为多见。此案患者表现为夜间剧烈腹痛，从舌脉看，属于肝胃虚寒，因此用吴茱萸汤加味显效。

患者平素见情绪急躁，伴有反酸，症状皆指向肝胃不和，肝旺克脾土，故合用左金丸以泻肝火。初用药，腹痛减轻，证实用药方向正确。考虑患者腹痛游走性，故加木香、砂仁行气醒脾，调畅中焦气机。

此案的另一个体会是"但见一证便是，不必悉俱"，抓主证是临床实践的关键。在众多症状中，拨云见日、去伪存真，分析主证病机，随证加减，多有良效。

（孟繁甦医案　李新、何家杏整理）

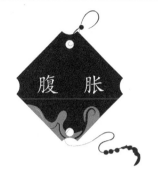
厚朴生姜半夏甘草人参汤加减治疗脾虚气滞证腹胀案

患者张某，女，54 岁

2021 年 10 月 12 日初诊

主诉：纳差乏力腹胀反复发作，加重 1 周。

现病史：纳差乏力腹胀反复发作，近 1 周症状加重。恶心欲吐，大便顺畅。尿不尽。轻微反酸。手足冷。经常喝凉茶。心情抑郁。

舌脉：舌红、苔薄，脉沉细弱。

辅助检查：2021 年 10 月 10 日在我院做腹部 CT 检查，结果为：①轻度脂肪肝。②左侧肾上腺增粗。2021 年 10 月 12 日在我院做胃肠镜检查，结果为：①慢性非萎缩性胃炎伴糜烂。②十二指肠球部溃疡 S2 期。

既往史：胃炎、糖尿病。

中医诊断：腹胀。

证型：脾虚气滞。

方药：厚朴生姜半夏甘草人参汤加减

姜厚朴 10 克	茯苓 10 克	生姜 15 克	姜半夏 15 克
甘草片 5 克	党参 10 克	黄芩片 10 克	桑叶 10 克
制枳壳 10 克	合欢皮 10 克	百合 15 克	

上方加水 800 毫升，煎至 400 毫升，温服，每天 2 次，共 7 剂。

2021 年 10 月 19 日二诊

患者诉服药 2 天后纳差，恶心，乏力，腹胀减轻。第三天症状有反复。第四天开始好转。尿不尽，轻微反酸。手足冷，身体不怕冷。双下肢乏力。夜间醒后难再入睡。心情好转。舌红、苔薄，脉沉细弱。

手足冷，考虑厥阴经之四肢末端气血不能顺行，故以当归四逆加五苓散加减治疗，方药：

当归	5 克	桂枝	10 克	白芍	15 克	细辛	3 克
甘草片	20 克	通草	5 克	茯苓	20 克	泽泻	15 克
猪苓	15 克	制枳壳	15 克	姜厚朴	15 克	旋覆花	10 克
黑枣	15 克	益智仁	15 克				

上方加水 800 毫升，煎至 400 毫升，温服，每天 2 次，共 7 剂。

2021 年 10 月 26 日三诊

患者服药后症状好转，心情好转，舌红、苔薄，脉沉细弱。守方加减。

临证体会

《伤寒论》第 66 条云："发汗后，腹胀满者，厚朴生姜半夏甘草人参汤主之。"《伤寒论》用厚朴生姜半夏甘草人参汤治疗"发汗后，腹胀满者"，病机为不当发汗而发汗，或发汗太过，伤害脾气。脾司运化转输而主腹。本案患者既往经常饮用凉茶，考虑饮食不慎，脾胃气机升降失司，故出现腹胀、恶心等胃肠道症状，宜采用厚朴生姜半夏甘草人参汤健脾温运、宽中除满。方中厚朴味苦性温，善于下气行散，除胃中滞气而燥脾，泄满消胀最宜，故重用为君；重用辛温之生姜、姜半夏为臣，前者宣散通阳，行胃中滞气，后者开结豁痰，除胃中逆气，两者与厚朴配伍，辛开苦降，消胀除满。

患者内有久寒，致血脉凝涩，经脉不通，治以散寒温中，养血通脉，使寒凝得化、经脉得通。足厥阴肝经属于肝，络于胆，绕外阴，肝经循环部位因阴寒凝结之气滞血瘀而出现的病证，宜用当归四逆加五苓散加减以温通经络。

（孟繁甦医案　杜子媚整理）

旋覆代赭汤合半夏厚朴汤加减治疗肝脾不和证腹胀案

患者蒋某，男，48岁

2021年11月9日初诊

主诉：反复胃胀、嗳气，伴睡眠差2年余。

现病史：容易胃胀、嗳气，伴有睡眠浅，易醒，难再睡。喉咙不适明显，似有痰堵。纳可。大便正常。近两年来体重下降10余斤。

舌脉：舌暗红、苔白腻稍厚，脉弦数。

既往史：慢性胃炎。

中医诊断：腹胀（胃痞）。

证型：肝脾不和。

方药：旋覆代赭汤合半夏厚朴汤加减

旋覆花	10克	茯苓	10克	蒸陈皮	10克	清半夏	10克
煅赭石	30克	生姜	10克	黑枣	15克	制枳壳	10克
紫苏叶	10克	紫苏梗	10克				

上方加水800毫升，煎至400毫升，温服，每天2次，共7剂。

2021年11月16日二诊

患者诉胃胀、嗳气好转。睡眠稍微改善。大便正常。纳可。喉咙不适稍微好转，有少量白痰。守前方微调。

2021年11月30日三诊

患者诉胃胀、嗳气好转。睡眠明显好转。心情愉悦。大便正常。纳可。较少出现喉咙不适感，白痰几乎消失。舌红、苔白稍腻，脉细数。守前方加砂仁。嘱咐患者注意饮食，禁生冷硬食物，适当运动。

临证体会

本案患者病程长，接受了长期的门诊治疗。主诉以胃部、咽喉不适为主，伴有长期睡眠质量下降。结合舌暗红、苔白腻，脉弦数，考虑症状为胃虚痰阻、气逆不降所致。胃主受纳，腐熟水谷，其气以下行为顺。胃气虚则升降失常，胃气因虚而上逆，则嗳气频作，反胃呕吐，或吐涎沫；胃虚运化失职，湿聚生痰，痰阻气机，则心下痞；舌暗红、苔薄白腻，脉弦数，为中虚痰阻之征。因脾胃气机升降功能受阻，脾胃对水谷精微的运化失常，导致患者出现体重下降这一明显的长期正气内伤之象。如何引气下行是辨证施治的关键。胃虚宜补，痰浊宜化，气逆宜降。患者虽实虚并见，但以气逆痰阻为主，治宜降逆化痰，兼以益气和中。

旋覆花，又名金沸草、金钱花、夏菊等。其仲夏盛开，花色金黄，形如菊花。《尔雅》解释说：覆，盗庚也，庚者，金也。旋覆花夏开黄花，盗窃金气也。旋覆花得金气最盛，故善治肺病。中医认为，大多数花类药性皆善上行，旋覆花则善降肺气、消痰水以止咳，故有"诸花皆升，旋覆独降"的说法，常用其治疗风寒、痰饮所致咳喘。本案以旋覆代赭汤为主方，方中旋覆花功专下气消痰、降气止嗳，为治痰阻气逆之要药，重用为君药。煅赭石质重而沉降，善平肝胃之冲逆，坠痰涎、止呕吐，为臣药。清半夏、生姜祛痰散结，降逆和胃；人参、炙甘草、黑枣健脾益胃，以复中虚，共为佐药。炙甘草能调和诸药，兼使药之用。诸药合用，集祛痰、降逆、补虚于一方，使痰除、气降、脾健，诸症自愈。

患者主诉喉咙不适，有痰，故在旋覆代赭汤原方基础上合半夏厚朴汤加减，增强降气化痰功效。半夏厚朴汤首载于《金匮要略·妇人杂病脉证并治》："妇人咽中如有炙脔，半夏厚朴汤主之。"《千金要方》中也有关于此方的记述，并将此证候进一步描述为："作胸满，心下坚，咽中帖帖，如有炙肉，吐之不出，吞之不下。""炙"为会意字，《说文解字》中注解："炙，炮肉也。从肉，在火上。""脔"在《辞海》中注释为"切成块的肉"。自觉痰涎像小块烤肉垂置于咽喉处，吐之不出，吞之不下，临床将此症状称为"梅核气"。半夏厚朴汤具有行气降逆、宣通郁结、化痰祛饮之功，主治病证与痰饮密切相关。《重订严氏济生方·咳喘痰饮门》中对痰饮有此论述："其为病也，症状非一。"两方合用，气机得降，痰饮得化。后随访，患者诸症缓解，胃胀、嗳气基本好转，咽喉不适症状消失，睡眠随之改善，心情愉悦，精神好转，而且体重增加了数斤，未再出现下降趋势。

（孟繁甦医案　杜子媚整理）

二陈汤合平胃散加减治疗腹胀并睡眠障碍案

患者侯某，女，79岁

2022年1月11日初诊

主诉：反复睡眠差，加重1月余，伴腹胀1周余。

现病史：反复睡眠差，近1个多月加重，近1周多伴有腹胀。胃口尚可，大便稍干，排便费力，每天1次。伴有夜间口干，无口苦，无头痛。小便正常。

查体：形体偏瘦。

舌脉：舌暗红、苔腻浊，脉沉弦细。

中医诊断：不寐、腹胀。

证型：气滞。

治法：消痰利湿，理气和中。

方药：二陈汤合平胃散加减

法半夏	10克	蒸陈皮	10克	茯苓	10克	甘草片	10克
泡苍术	10克	姜厚朴	10克	广藿香^{后下}	15克	佩兰^{后下}	20克

广藿香（后下）15克，佩兰（后下）20克。上方加水800毫升，煎至400毫升，温服，每天2次，共7剂。

2022年1月18日二诊

患者诉服药后腹胀、大便、夜间口干明显改善，睡眠明显好转。守方调理。嘱咐患者平素注意饮食，不食过于寒凉及滋腻之品，多食易消化的食物。

临证体会

本案患者主诉反复睡眠差，经详细询问病情得知，患者常有大便干、排便费力、腹胀等症状，此皆因脾胃运化失司、清浊不分所致，津液输布失常，聚生痰湿，郁久化热而成。舌暗红、苔腻浊，脉沉弦细是脾胃湿热内蕴所致。《黄帝内经·素问·逆调论》曰："胃不和则卧不安。""和"者，阴阳自和也，阴阳交感既济，谐而为用，通过阴阳恒动、相互消长的自我调节机制，使机体趋于阴平阳秘的最佳稳定状态。若阴阳的动态平衡被破坏，则阴阳失调，脏腑功能运行失常，此为"不和"。卧不安，又称不得卧、目不瞑。胃者，五脏六腑之海也。水谷皆入于胃，五脏六腑皆禀气于胃。脾胃为后天之本、气血生化之源，五脏六腑皆赖其滋养。胃者为病，必使各脏腑失其濡养而损其所用，正如《黄帝内经·素问·病能论》所云："帝曰：善。人有卧而有所不安者何也？岐伯曰：藏有所伤，及精有所之寄则安，故人不能悬其病也。"同时，脾胃为气机升降之枢纽。《四圣心源》言："中气左旋，则为己土；中气右转，则为戊土。戊土为胃，己土为脾。己土上行，阴升而化阳，阳升于左，则为肝，升于上，则为心；戊土下行，阳降而化阴，阴降于右，则为肺，降于下，则为肾。肝属木而心属火，肺属金而肾属水。"可见，脏腑气机依阴阳升降之理，以脾胃为中心，循五行生化之理。脾土与肝木共升，启肾水上济心火；胃土与肺金同降，引心火下温肾水。水火既济，升降平衡，脏腑机能和谐。人之气机，肝升于左，肺降于右，脾胃居中，升清降浊，斡旋气机，三焦通利而气行无阻。《黄帝内经·素问·六微旨大论》云："出入废则神机化灭，升降息则气立孤危……升降出入，无器不有。"胃气之有无、强弱，气机顺畅与否，与疾病关系密切。

平陈汤方立法来源于朱丹溪《脉因证治》化痰二陈汤。二陈汤可消痰利湿、理气和中，朱丹溪在二陈汤的基础上加入平胃散，旨在加强燥湿化痰、理气和中之功，可治痰湿壅滞所致病证。平陈汤方组成包括半夏、陈皮、茯苓、苍术、厚朴、炙甘草。方中半夏辛温，燥湿化痰、降逆止呕；陈皮理气燥湿，导滞消痰利水；茯苓甘温，益脾助阳，淡渗利水除湿；苍术燥湿健脾，升举阳气以散痰，与半夏、陈皮、茯苓共取除湿利水之效；厚朴苦降下气泻满，辛温散湿满，与半夏共取"辛开苦降"之意，再协陈皮，三者共调气机之升降；炙甘草调和诸药，又能补三焦元气。全方补气药与除湿药相伍，使气旺津布以治本、痰消湿除以治标，标本兼治，祛邪而不伤正，补气而不壅滞。广藿香、佩兰芳香辛温化湿，善解中焦湿困。诸药合用则气旺、痰消、湿除。二诊时患者诸症明显缓解。从治疗思路来看，是以脾胃为中心，健脾化湿、调畅气机为主，最终得以收效。

（孟繁甦医案　杜子媚整理）

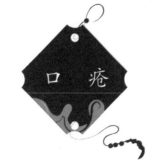

甘露消毒丹加减治疗湿热证口疮案

患者陈某某，女，62 岁

2022 年 3 月 8 日初诊

主诉：右侧舌根部不适伴咽部异物感 10 余年。

现病史：右侧舌根部不适伴咽部异物感反复发作，夜间舌头不适感明显，火烧火燎痛。睡眠差，大便可。

查体：舌根部黏膜稍充血，未见明显新生物。

舌脉：舌红、苔黄腻厚，脉沉细弱。

西医诊断：口腔炎。

中医诊断：口疮。

证型：湿浊。

治法：清热利湿，行气化浊。

方药：三仁汤加减

苦杏仁	10 克	滑石^{包煎}	20 克	通草	10 克	豆蔻仁	10 克
淡竹叶	10 克	姜厚朴	15 克	薏苡仁	20 克	法半夏	10 克
制远志	10 克	石菖蒲	15 克	广草薢	15 克	竹茹	15 克
制枳壳	10 克	芦根	20 克				

上方加水 800 毫升，煎至 400 毫升，温服，每天 2 次，共 7 剂。

2022 年 3 月 15 日二诊

患者诉夜间舌头仍不适，火烧火燎痛减轻，睡眠差改善。无明显咽部异物感。

舌脉：舌红、苔黄腻厚，脉沉细弱。

方药：前方去制枳壳、芦根，加佩兰 20 克。煎服法同前，共 7 剂。

2022 年 3 月 22 日三诊

患者诉喝鸡汤后上症加重。

舌脉：舌红、苔黑腻厚，脉沉细弱。

方药：前方去广萆薢、竹茹，加重薏苡仁至 30 克，加萹蓄 10 克。煎服法同前，共 7 剂。

2022 年 3 月 30 日四诊

患者诉症状稳定。

舌脉：舌红、苔黑腻厚，脉沉细弱。

西医诊断：口腔炎。

中医诊断：口疮。

证型：湿热。

方药：甘露消毒丹加减

滑石[包煎]	20 克	黄芩	15 克	茵陈	30 克	石菖蒲	15 克
川木通	10 克	藿香[后下]	15 克	连翘	10 克	豆蔻[后下]	10 克
薄荷[后下]	5 克	射干	10 克	浙贝母	10 克	淡竹叶	10 克
芦根	30 克	白茅根	30 克				

上方加水 800 毫升，煎至 400 毫升，温服，每天 2 次，共 7 剂。

2022 年 4 月 12 日五诊

患者诉诸症好转。

方药：前方连翘、豆蔻减至 5 克，去白茅根，加知母 20 克、桑叶 5 克、瞿麦 10 克、制枳壳 10 克。煎服法同前，共 7 剂。

临证体会

中医病名"口疮"首见于《黄帝内经》，有时泛指口腔肌膜的一切破溃，有时也以口腔肌膜出现类圆形溃疡且有灼热疼痛为主要特征，是一种好发于唇、舌、颊、软腭等部位，具有周期性、复发性等特征的口腔黏膜疾病。口疮的皮损特征是口腔黏膜出现局限性、浅表性溃疡，周围黏膜充血，有烧灼样疼痛。

此案患者因右侧舌根部不适，夜间舌头火烧火燎痛反复发作就诊，观其口腔无明显破溃，舌根部黏膜稍充血，未见明显新生物。西医诊断为口腔炎，中医诊断为口疮。辨证方面，从患者主诉看，症状虽局限于口腔，但不适感已影响睡眠，无明显伴随症状。结合该患者的舌脉，舌红、苔黄腻厚，提示湿热之征；脉沉细弱，考虑湿邪为患，湿重于热。湿热邪阻而脾失健运，不能正常生化气血、运化水饮，湿浊痰饮、湿热留恋，聚而生邪，致舌部不适。辨证为湿热困脾、湿重于热，方选三仁汤加减。

三仁汤出自吴鞠通《温病条辨》，为湿温初起，邪在气分，湿重于热之证而设。方用杏仁宣通上焦肺气，肺气宣发可通调水道；豆蔻仁辛温芳香，温散脾湿；薏苡仁利水渗湿健脾，使湿热从下而去。以此三药为主，故名"三仁"。辅以半夏、厚朴除湿消痞，行气散满；通草、滑石、竹茹清利湿热。诸药合用，共成宣上、畅中、渗下之剂。因患者眠差，加制远志配伍石菖蒲，化湿开窍醒神，竹茹配伍芦根，清热除烦；广萆薢利湿去浊，制枳壳理气行滞。诸药共奏宣畅气机、清利湿热之功。

二诊时患者舌部疼痛不适感减轻，睡眠改善，故守前方，去制枳壳、芦根，加芳香化湿、醒脾开胃之佩兰。

三诊时患者诉喝鸡汤后症状加重，考虑进食过于温补，而患者之证乃湿热困脾，湿热之邪缠绵留恋，湿重于热，故方药去广萆薢、竹茹，又参刘完素"治湿之法，不利小便，非其治也"之言，加重甘淡之薏苡仁用量，又加萹蓄相配，清热利水渗湿，使湿热之邪从小便出。

四诊时患者诉症状稳定，考虑湿热合邪黏滞蕴热不去，辨证为湿热并重，治需两相并举，故改方甘露消毒丹加减。甘露消毒丹由清代名家叶天士所创，主治湿温时疫，邪在气分之湿热重证。方用滑石、茵陈、黄芩为君，清热利湿；豆蔻、石菖蒲、藿香为臣，芳香化浊、宣畅气机；连翘、薄荷、射干、浙贝母清热解毒、利咽散结；川木通清热通淋，又加淡竹叶、芦根、白茅根，因"渗湿于热下，不与热相搏，势必孤也"。诸药共奏清热于湿中、渗湿于热下之功，使湿化热清，气机畅利，三焦弥漫之湿热毒邪俱除。

五诊时患者诉诸症好转，因口疮一病易反复发作，故守方续服，去白茅根、豆蔻、连翘减量，加知母清热滋阴，配伍轻清发散之桑叶，加瞿麦利尿通淋、制枳壳行气理滞。

口疮一病，症状虽局限，却影响进食和睡眠。因此，受其困扰多年的患者多伴有心烦，常在食"热气"之品后加重。大多数患者曾自行服用清热之苦寒药物或以喷剂等治疗，偶有效却屡次复发。广东属于岭南地区，依山傍海，易感湿热二邪，又易聚痰生火，即常言之"热气"，还喜温性之食补，"病从口入"。患者自行以寒凉药物清火则更伤脾胃，致使运化不行，脾土受损，更受湿困，而热邪与其交织留恋，致使病情缠绵难愈而愈演愈烈。口疮一病，若辨证为湿热，可考虑结合本地地域特点，以温病论治。

口疮是临床常见疾病，可伴随多种症状出现，临床上应首先排除器质性疾病。中医治疗口疮有独特优势，临床上应整体辨证，随证治之。有因虚火上炎、湿热内蕴、肾阴虚火旺等分型，不可见有口疮溃疡，即用清热辟毒之凉性药物。

（孟繁甦医案　王滢整理）

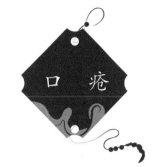

口疮

升阳散火汤加减治疗口疮案

患者林某某，男，77岁

2022年4月6日初诊

主诉：口腔溃疡反复发作多年，加重半年。

现病史：口腔上壁多发溃疡，经中西医治疗偶有症状缓解，但仍反复发作。大便正常，怕冷怕热。

辅助检查：他院病理结果提示口腔溃疡。

舌脉：舌淡红、苔白花剥腻，脉浮滑数。

西医诊断：口腔黏膜溃疡。

中医诊断：口疮。

证型：脾虚。

方药：升阳散火汤加减

升麻　5克	葛根　5克	独活　　5克	羌活　5克
北柴胡　5克	防风　5克	炙甘草　10克	党参　15克
炒白芍　10克	黄芪　15克		

上方加水800毫升，煎至400毫升，温服，每天2次，共7剂。

2022年4月13日二诊

患者诉口腔溃疡明显好转。

舌脉同前。

方药：前方加玄参25克。煎服法同前，共7剂。

2022年4月22日三诊

患者诉口腔溃疡进一步好转。

舌脉：舌淡红、苔薄花剥腻，脉浮滑数。

方药：前方加重葛根用量至 10 克、玄参用量至 30 克，加知母 10 克。煎服法同前，共 7 剂。

2022 年 5 月 6 日四诊

患者诉口腔溃疡无明显再发。

舌脉同前。

方药：前方加生甘草 10 克，以巩固疗效。煎服法同前，共 7 剂。

2022 年 5 月 13 日五诊

患者诉已无口腔溃疡。

临证体会

此案患者口腔溃疡反复发作多年，受此困扰颇深，病理检查提示良性溃疡，几经治疗虽偶有缓解却仍反复发作，使用清热解毒喷剂等暂得好转，之后却愈发严重。

与前案《温病论治湿热证口疮案》相较，本案舌脉象截然不同，中医讲究辨证论治，不可一方通治一病。观此患者舌脉，舌淡红、苔白花剥腻，脉浮滑数。舌质偏淡，考虑属虚而非实证；舌苔乃胃气熏蒸而成，脾气亏虚、胃气阴不足而见苔花剥，白腻则提示有湿邪；脉浮滑数乃郁热并有湿之象。患者大便正常，考虑脾胃虚而郁火热，湿邪轻。辨证为脾虚，此口腔溃疡之核心病机为"阴火"，乃脾胃气虚、气机郁闭而生热，故方拟升阳散火汤加减。

升阳散火汤是李东垣治疗内伤发热的名方，承袭了《黄帝内经》"火郁发之"理论。《内外伤辨惑论·卷中》记载："升阳散火汤，治男子妇人四肢发困热，肌热，筋骨间热，表热如火，燎于肌肤，扪之烙手。"补脾胃，升清阳，泻阴火，是其治疗总则。在升阳补虚的基础上，加入清热养阴之药。

升阳散火汤之组成：生甘草二钱，防风二钱五分，炙甘草三钱，升麻、葛根、独活、白芍、羌活、人参各五钱，柴胡八钱。初诊时以此方加减治疗，方中用党参、炙甘草甘温益气，补益中焦脾胃。《医方集解》云："柴胡以发少阳之火，为君。升、葛以发阳明之火，羌、防以发太阳之火，独活以发少阴之火，为臣。此皆味薄气轻、上行之药，所以升举其阳，使三焦畅遂，而火邪皆散矣。"风药引元气上升，又"风能胜湿"，再以炒白芍酸甘敛阴、黄芪健脾补中升阳。并嘱患者禁食生冷，以防更伤中焦脾胃。之后多次复诊，患者诉口腔溃疡明显好转，故予前方继加玄参、知母清热滋阴，加生甘草补脾益气并调和诸药。五诊时患者诉口腔溃疡已愈，未再发作。

此案患者之口疮乃脾胃气虚、阴火内生郁热之证，治以益气健脾、滋阴清热之法。李东垣在治疗内伤杂病时重视对脾胃的补养，善用风药取其辛散升浮之功，对后世医家有很大的借鉴意义。

（孟繁甦医案 王滢整理）

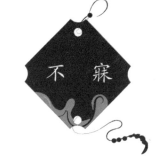

血府逐瘀汤加减治疗瘀血内阻不寐案

患者梁某某，女，48岁

2022年6月21日初诊

主诉：入睡困难22年。

现病史：入睡困难22年，多梦易醒，平均每晚睡眠时间3~4小时。白天精神差，脾气暴躁。周身不适。

查体：口唇紫暗。

舌脉：舌暗瘀胖大、苔白，脉沉紧数。

月经史：月经规律。末次月经起始于2022年5月15日，经期3~4天，有大血块。

既往史：鼻炎。

中医诊断：不寐。

证型：瘀血内阻。

治法：活血化瘀，养血安神。

方药：血府逐瘀汤加减

燀桃仁	5克	红花	5克	当归	5克	生地黄	10克
川芎	5克	赤芍	5克	牛膝	10克	桔梗	10克
北柴胡	10克	制枳壳	10克	甘草片	10克	桂枝	10克
茯苓	15克	白芍	10克				

上方加水800毫升，煎至400毫升，温服，每天2次，共7剂。

2022年7月5日二诊

患者诉多梦易醒，入睡好转，每晚睡眠时间5~6小时。白天精神好转，仍脾气暴躁。周身不适好转。

舌脉：舌暗瘀胖大、苔黄腻，脉沉紧数。

月经史：末次月经起始于 2022 年 6 月 25 日，有大血块。

方药：前方加龙骨^{先煎}30 克、牡蛎^{先煎}30 克，续服 7 剂。

临证体会

血瘀致病最早见于《黄帝内经》。气血疏通为贵，久病经络不通，久病暗耗阴血，均可导致瘀血内阻。顽固性失眠是指长期的难以入睡，频繁或持久的觉醒、早醒，病程超过 3 个月，且单一药物治疗效果不明显的睡眠障碍。顽固性失眠迁延日久，病由气分传入血分，循经入络，脉络瘀滞，导致血瘀。瘀血不去，新血不生。血瘀既是造成失眠顽固不愈的重要原因，又是长期失眠的结果。瘀血阻滞，气血运行失畅，卫气出入异常，阴阳失调，故失眠反复不愈。"顽疾多瘀血"，且因久病必虚而致虚实夹杂，缠绵难愈，此时采用活血化瘀法或可奏效。清代名医王清任最早提出以活血化瘀法治疗睡眠疾病，认为"夜睡梦多是瘀血""夜不安是血府血瘀"。

本案患者失眠日久，入睡困难，多梦易醒，伴有日间精神差、情志失调，月经有血块，结合舌脉，辨为瘀血内阻之证。治以活血化瘀、养血安神，方用血府逐瘀汤加减。原方出自王清任的《医林改错》，书中提及："夜不安者，将卧则起，坐未稳，又欲睡，一夜无宁刻，重者满床乱滚。……夜不能睡，用安神养血药治之不效者，此方若神。"血府逐瘀汤气血同治，活血化瘀而不伤阴血，疏肝解郁而不耗气，使血脉通畅，祛瘀生新，气血调和，心神得养，神安自寐。方由桃红四物汤合四逆散加桔梗、牛膝而成。方取桃红四物汤活血化瘀兼以养血，四逆散调畅气机。方中桃仁、红花、赤芍、川芎活血祛瘀，配伍当归、生地黄活血养血，使祛瘀而不伤正；柴胡、制枳壳条达气机；桔梗载药上行，牛膝引血下行，二者一升一降以调畅气机，使药散行。在此基础上，加用茯苓健脾安神，桂枝、白芍调和营卫，诸药相合共奏活血化瘀、养血安神之功。取效后加龙骨、牡蛎镇静安神。

临床上治疗失眠患者，多从肝胆、心脾、肝肾辨证施治。此案患者失眠 20 余年，病程久，迁延不愈，且自行服药，循"久病入络""久病必瘀"的理论基础，结合舌脉、唇色等，皆有确凿证据表明患者瘀血内阻，符合"一切久治无效之证无不善从瘀论治"的观点。外邪、情志、病后、劳逸、饮食等均可致不寐。虽病机多样，但不外乎阴阳失调、营卫不和、脏腑损伤、气血失调及痰火、瘀血致病。本案患者经行气活血化瘀治疗后虽睡眠有所改善，但后续治疗仍较长，毕竟病程久、兼杂证多，需要临床辨证后细微调整以善后。

（孟繁甦医案 王悦整理）

不寐

血府逐瘀汤加减治疗脉络瘀阻不寐案

患者施某，女，33 岁

2022 年 7 月 20 日初诊

主诉：失眠多年。

现病史：失眠多年（患者已记不清具体年数）。难入睡，睡眠浅，伴有心烦。纳可，大便偏烂，容易腹胀。

月经史：月经经间期出血 4 天、点滴出血。

舌脉：舌淡暗、苔白，脉沉细弦。

辅助检查：抑郁 1.77，焦虑 1.5（我院心理评估结果）。经妇科检查，月经经间期出血非器质性疾病引起。

中医诊断：不寐。

证型：脉络瘀阻。

治法：调和气血，行滞化瘀。

方药：血府逐瘀汤加减

燀桃仁	10 克	红花	10 克	当归	10 克
赤芍	10 克	牛膝	10 克	桔梗	5 克
北柴胡	5 克	制枳壳	5 克	甘草片	5 克
百合	10 克	北沙参	15 克	盐女贞子	15 克
蜡梅花^{后下}	5 克	玫瑰花^{后下}	5 克		

上方加水 800 毫升，煎至 400 毫升，温服，每天 2 次，共 7 剂。

2022 年 9 月 6 日二诊

患者诉服药后症状明显好转，晚上十一二点就可入睡，中午亦可入睡。无心烦，大便调。月经经间期出血止住（出血时间较之前明显缩短）。守方调理。

临证体会

失眠在《黄帝内经》中称为"目不暝""不得眠""不得卧"。《景岳全书·不寐》认为"寐本乎阴，神其主也，神安则寐，神不安则不寐"。故神不安是失眠的重要因素。而神存在于心中。《黄帝内经·素问·六节藏象论》强调"心者，生之本，神之变也"。《黄帝内经·素问·灵兰秘典论》云："心者，君主之官也，神明出焉。"心的主要生理功能包括心主血脉和心藏神，心神主宰和协调人体的生理活动。心神正常则全身各部分相互合作，彼此协调。心神不明则全身各部分功能紊乱，导致失眠。从虚实可将失眠分为虚证、实证及虚实夹杂证。心之气血阴阳亏虚是导致失眠的虚证之病机，而气滞、肝火、水饮、痰湿等是导致瘀血的邪实之病因、病机。虚实可以相互转化、互为因果。

临床上治疗失眠患者，最难之处在于无证可辨。患者的主诉除了失眠，少有其他明显伴随症状。本案中的患者也是这样，失眠多年，其他症状似乎不明显。凡遇此类患者，如何入手是个问题。经详细询问病史，抓住以下辨证要点：年轻女性，病史长，平时容易心烦；月经经间期点滴出血；舌淡暗、苔白，脉沉细弦。据这几点判断，倾向于瘀血所致睡眠问题。女子以肝为用，年轻女性若平时生活不规律、情志不遂，易造成气机运行不畅，"气为血之帅"，气滞则血行不畅，日久成瘀。另外，患者失眠多年，气滞血瘀日久则气血生化乏源，心血不足，心失所养，心神不安，进一步加重不寐。心烦、月经经间期点滴出血、舌淡暗等均为气机不畅、脉络瘀阻之象。古训有云："久病必瘀"，"顽疾多瘀血"。王清任则强调"不寐一证乃气血凝滞"，"夜睡梦多是瘀血"，"夜不能睡，用安神养血药治之不效者是瘀血"，"夜不安是血府血瘀"，提出从瘀论治失眠的观点。叶天士的《临证指南医案》曰："大凡经主气、络主血，久病血瘀。"瘀血既是病理产物，又是导致多种疾病的病理因素。活血化瘀为本次治疗的主要思路。

血府逐瘀汤源于王清任的《医林改错》，书中提及："夜不能睡……此方若神"，"夜睡梦多……外无良方"，"夜不安者，将卧则起，……此方服十余付，可除根"。方中桃仁破血行滞而润燥，红花活血祛瘀以止痛，共为君药；芍药、川芎助君药活血祛瘀，牛膝入血分，祛瘀血，通血脉，并引瘀血下行，使血不郁于胸中，瘀热不上扰，共为臣药；生地、当归养血益阴，清热活血，桔梗、制枳壳一升一降，宽胸行气，柴胡疏肝解郁，升达清阳，与桔梗、制枳壳同用，尤善理气行滞，使气行则血行，共为佐药。桔梗还能载药上行，兼有使药之用；甘草调和诸药，亦为使药。本案以血府逐瘀汤为基础方调和气血。另加百合、北沙参滋阴降火，盐女贞子平补肝肾，蜡梅花、玫瑰花清心安神，理气散瘀，合而用之养血活血，行血分瘀阻，解气分郁结，使血活瘀化气行，气血升降和调。患者服7剂药后疗效明显，诸症缓解，失眠、心烦等症有明显改善。之后守方调理。嘱咐患者调畅情志、放松心情，养成良好的作息习惯。考虑患者失眠多年，后续仍需随访以跟踪疗效、调整治疗方案。

（孟繁甦医案　杜子媚整理）

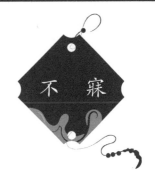

不寐

"火郁发之"治疗郁热不寐案

患者冼某某，女，23岁

2021年1月12日初诊

主诉：睡眠差12天。

现病史：2021年1月1日患者因拔牙服用抗生素后开始出现睡眠差，难入睡，心慌，汗出。伴有口干欲饮。怕冷。曾在当地诊所就诊后服用柴胡剂，但未能缓解。平素体质好。

舌脉：舌红明显、苔薄，脉弦细数。

西医诊断：睡眠障碍。

中医诊断：不寐。

证型：郁热。

方药：新加升降散加减

姜僵蚕	10克	蝉蜕	5克	姜黄	10克	连翘	10克
桔梗	10克	淡豆豉	10克	天花粉	20克	炒栀子	5克
生石膏	20克	粳米	30克				

上方加水800毫升，煎至400毫升，温服，每天2次，共3剂。

2021年1月14日二诊

患者诉服药1剂后睡眠基本正常。服用第一剂药物当晚，上床后即刻入睡。目前无心慌、汗出、口干、怕冷症状。

舌脉：舌红明显、苔薄，脉弦细数。

守方续服。嘱咐患者注意饮食，少食辛辣等食物。

临证体会

《黄帝内经·素问·六元正纪大论》有五气之郁（木郁达之，火郁发之，土郁夺之，金郁泄之，水郁折之）之说。《黄帝内经》指出，郁是郁滞，发是发越，有升散、透达、升宣之意。火郁所致疾病，其性质属于阳证、热证。火郁与心、肝两脏有关，火郁必当发之。或为邪气阻滞，或为正气虚，或为情志不畅，或为饮食劳倦等，导致"气有余便是火"。

火郁证有典型的脉症，火郁之脉表现为脉沉而躁数，脉沉因气血不能外达、气郁不畅所致。火热被遏在脉则表现为躁数。若热郁而有外达之势，脉可由沉渐至浮数、浮洪；若郁闭重，脉可见沉细、沉迟、沉涩、沉而促结，甚至脉伏、脉厥。火热之舌以红为主，此因气机郁结、邪热不能外达所致。在症状表现上，火郁的内在表现为热象，如身热、烦渴、胸腹灼热、口秽气粗、溲赤便结等症状，可引发不寐、烦躁等。因气机郁滞、阳郁不达，故外在表现为寒象，如恶寒恶风、怕冷、肢厥腹冷等症状。

国医大师李士懋将升降散加淡豆豉、栀子、薄荷及连翘化裁为新加升降散。升降散共僵蚕、蝉蜕、姜黄、大黄四味药。僵蚕息风止痉，化痰散结，清热解毒。《本草分经》云："僵蚕咸辛平，气味轻浮，入肺肝胃，去风化痰，散结行经能敬相火，治逆结之痰及风热为病。"其气味俱薄、辛散轻浮，可散清气于上，升阳中之阳。僵蚕入血分，化浊中清气，辟怫郁邪气，为方之君药。蝉蜕善飞行，走络中气分。《本草纲目》云："蝉，主疗皆一切风热证……治皮肤疮疡风热，当用蝉蜕。"其性寒味咸甘，能疏散风热，利咽开音，透疹，息风止痉，涤热解毒。姜黄活血行气、通经止痛。《本草求真》言："此则入脾，既治气中之血，复兼血中之气耳。"大黄味苦大寒，能清热泻火、泻下攻积、凉血解毒、逐瘀通经及利胆退黄。四药升、降、散，宣畅上下中外，使热壅郁结之玄府得以宣畅。而新加升降散中，栀子、淡豆豉辛开苦降，增其宣泄郁热之力。连翘性味苦凉，入心经，取其清热解毒之功，又可散结消肿，更助以调畅气机，透热外达。薄荷辛以发散，凉以清热，方中少入，取其辛凉宣散、解郁清热之功。

本案患者主诉为拔牙后的睡眠问题，经详细问诊得知，患者难入睡、心慌、汗出，虽服用柴胡剂，但未能缓解。患者口干欲饮、舌红明显，考虑热郁在内，怕冷则因阳气内郁不能外达所致，故予新加升降散宣透郁热，通达表里三焦之气机。

少阳是三焦，内为膜肉，外为腠理，居半表里之间，界内阴外阳之际，故《黄帝内经》以枢机比之。升降散遵枢转之旨，调节升降出入而立。《黄帝内经·素问·六微旨大论》云："非出入则无以生长壮老已；非升降则无以生长化收藏。是以升降出入，无器不有。"升降散既能升降郁火温毒之清浊，又能枢转表里寒热之出入，通调气机上下内外，使内外通和、升降有序。前医曾使用小柴胡汤，意在和解少阳，从组方来看，与小柴胡汤相比，此方宣透郁热之力更强。因患者口渴明显，合白虎汤加强清气分热之力，加天花粉生津止渴。

二诊时患者诉服药 1 剂后睡眠基本正常。服用第一剂药物当晚，上床后即刻入睡。已经无心慌、汗出、口干等症状，郁热得以疏解，则再无怕冷症状。李士懋认为火郁之症得解的征象是：脉由沉伏渐转浮起，由细小迟涩转洪滑数大兼和缓之象；舌由绛紫干敛转红活而润；四肢逆冷转温；神识由昏转清等。他还认为新加升降散是治郁热之总方，凡有脉沉而躁数、舌红、内有热证等郁热表现，均可考虑使用此方。临证时，凡符合火郁之证，不论内外妇儿各科均可以此方收效。

（孟繁甦）

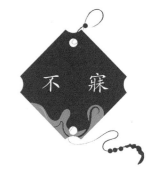

理中汤加减治疗不寐案

患者杨某，女，35 岁

2022 年 2 月 16 日初诊

主诉：反复失眠伴疲劳乏力 1 年。

现病史：近一年来无明显诱因出现反复失眠，表现为难入睡，易醒，梦多，疲劳乏力，手足怕冷。白日头晕，昏沉欲睡。汗出正常，情绪可。纳差，二便调。

舌脉：舌淡、舌体胖大有齿痕、苔白，脉沉细弱。

月经史：月经基本正常，末次月经起始于 2022 年 2 月 6 日。

西医诊断：睡眠障碍。

中医诊断：不寐。

证型：脾虚寒湿。

治法：温中散寒，健脾祛湿。

方药：理中汤合五苓散合苓桂术甘汤加减

干姜	10 克	白术	10 克	猪苓	10 克	泽泻	15 克
茯苓	20 克	桂枝	10 克	党参	10 克	炙甘草	10 克
龙骨^{先煎}							

龙骨^{先煎}　30 克　　牡蛎^{先煎}　30 克

上方加水 800 毫升，煎至 400 毫升，温服，每天 2 次，共 7 剂。

2022 年 2 月 23 日二诊

患者诉眠差较前改善，易醒、梦多较前明显好转，入睡困难仍存在。疲劳乏力、手足怕冷较前改善。汗出正常，情绪可。纳可，二便调。

舌脉：舌淡、舌体胖大有齿痕、苔白，脉沉细。

西医诊断：睡眠障碍。

中医诊断：不寐。

证型：脾虚。

治法：温中健脾，调和营卫。

方药：桂枝加龙骨牡蛎汤合理中汤加减

桂枝	10 克	白芍	10 克	黑枣	15 克
生姜	10 克	炙甘草	10 克	龙骨^{先煎}	30 克
牡蛎^{先煎}	30 克	茯苓	10 克	党参	10 克
麸炒白术	10 克	北柴胡	5 克	桑叶	5 克

上方加水 800 毫升，煎至 400 毫升，温服，每天 2 次，共 7 剂。配合刮痧治疗（中医护理门诊）。

2022 年 3 月 2 日三诊

患者诉睡眠正常，诸症好转。

方药：减北柴胡、桑叶，守前方。煎服法同前，共 7 剂。

临证体会

此案患者受失眠困扰 1 年，表现为难入睡，眠浅易醒，梦多。从舌脉来看，舌淡、苔白为寒，舌体胖大有齿痕为阳虚水饮之象，脉沉细弱为虚寒之征；再看患者症状：手足怕冷，白日头晕，昏沉欲睡，纳差，考虑脾胃虚寒，中阳不足，寒从中生，阳虚无以温养四肢，故见手足怕冷；脾主运化而升清，无力上荣清窍，中焦运化失常，故见头晕昏沉、纳差；又据患者诉近一年来待业在家，于他院就诊后服用抗焦虑西药，考虑多思多虑伤脾，乃情志内伤之诱因，阳虚不纳，心神失养，而致难入睡、眠浅易醒、梦多，辨为中焦脾虚寒湿证。六经辨证为太阴病。

《伤寒论》第 273 条云："太阴之为病，腹满而吐，食不下，自利益甚，时腹自痛。若下之，必胸下结硬。"观此案患者之舌脉，揭示了根本病机，而无腹满痛泻、呕吐之象，提示患者太阴病的症状还不明显。《伤寒论》第 277 条云："自利不渴者属太阴，以其藏有寒故也，当温之，宜服四逆辈。"这揭示了太阴病以脾阳不足、寒湿阻滞为病机，需采用温中散寒、健脾祛湿之法。

此案初诊方药采用理中汤合五苓散合苓桂术甘汤加减。方中干姜辛热，温中焦脾胃，助阳祛寒，为君药；党参益气健脾，培补后天之本助运化，为臣药；白术健脾燥湿，泽泻、猪苓、茯苓淡渗利水，使中焦脾胃气机升降得利，运化有常；加龙骨、牡蛎先煎引阳入阴，重镇安神；炙甘草益气和中，缓急止痛，调和诸药，为使药。五苓散证、理中丸证在《伤寒论》第 386 条同时出现："霍乱，头痛，发热，身疼痛，热多，欲饮水者，五苓散主之；寒多，不用水者，理中丸主之。"两证病机共为水气内停、津液不化。《金匮要略》云："病痰饮者，当以温药和之。"这正合苓桂术甘汤之意，温阳化饮，运化水湿。诸药共奏温中散寒、健脾祛湿之功。考虑患者忧思伤脾，情志内伤，看诊时需重视与患者的沟通，以温和言语安抚患者，给予心理辅导，减轻患者思想负担。

二诊时患者诉睡眠转安，精神较前佳，胃纳可，症状仅表现为入睡困难、稍疲乏。方药予桂枝加龙骨牡蛎汤合理中汤加减，白芍配伍桂枝重在调和营卫，生姜、黑枣与炙甘草益气健脾，因患者为女性，加少量入肝经之北柴胡、桑叶疏肝平肝，诸药合用使中焦气血生化有源，气机升降、运化得法，营卫协调。同时，安排患者配合刮痧治疗。

三诊时患者诉睡眠正常，诸症好转，无特殊不适，则去北柴胡、桑叶，守前方，以巩固疗效。

临床上不寐有多种病机，需谨守中医整体观念与辨证论治之法则，重视舌脉，在诸多症状中抓主证。此类患者在门诊较为常见，多表现为素体运动较少，生活较为安逸，同时伴有情绪问题。当患者病由情志内伤所生，医者的态度与言语也是一种治疗手段，可给予患者恢复身心健康的信心，辨证准确予以汤药，则相得益彰。二诊时配合刮痧疗法，通瘀化滞、行气活血，使"气血调则阴阳和，阴阳和则脏腑顺，脏腑顺则神魂安，神魂安则自能寐"，诸症好转。

（孟繁甦医案　王滢整理）

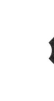

不寐

生姜泻心汤加减治疗不寐案

患者李某某，女，52岁

2021年11月17日初诊

主诉：睡眠差多年，加重1年余。

现病史：睡眠差多年，1年多前加重，于他院就诊后服用安眠药（佐匹克隆）助眠，可稍改善，但效果不佳。潮热、背部汗多，怕冷，口干不明显，纳可。大便不成形，肠鸣。容易紧张、疲劳。

舌脉：舌淡暗胖大水滑、苔薄，脉弦滑数。

月经史：已停经3年。

既往史：甲状腺功能减退。他院甲状腺彩超提示甲状腺结节，最大约31mm×16mm。

中医诊断：不寐。

证型：寒热错杂。

治法：和中降逆，散水消痞。

方药：生姜泻心汤加减

黄芩	5克	法半夏	10克	炙甘草	10克	生姜	10克
黑枣	15克	干姜	10克	党参	10克	黄连	5克
龙骨^{先煎}	30克	牡蛎^{先煎}	30克				

龙骨[先煎] 30克　牡蛎[先煎] 30克

上方加水800毫升，煎至400毫升，温服，每天2次，共7剂。

2021年12月1日二诊

患者诉服药后睡眠正常。潮热、背部汗出及肠鸣减少。大便不成形。易紧张、疲劳。

舌脉：舌淡暗胖大水滑、苔薄，脉弦滑数。

方药：前方加砂仁^{后下}5 克、珍珠母^{先煎}30 克。煎服法同前，共 7 剂。

2021 年 12 月 8 日三诊

患者诉服药后睡眠正常。口淡不想饮水。上周服药 7 剂后胸闷不适、有白痰。近几天胸闷、心情压抑。潮热汗出、肠鸣仍存在。易紧张，疲劳好转。

舌脉：舌淡暗胖大水滑、苔薄，脉弦细数。

方药：考虑营卫不和，治以调和营卫、通阳散结之法，予桂枝去芍药汤加减：

桂枝	10 克	黑枣	15 克	生姜	10 克
炙甘草	10 克	煅龙骨^{先煎}	30 克	煅牡蛎^{先煎}	30 克
蒸枳实	5 克	薤白	10 克		

上方加水 800 毫升，煎至 400 毫升，温服，每天 2 次，共 7 剂。

2022 年 1 月 19 日四诊

患者诉眠可，已无潮热汗出。近几天心情一般，胸闷减轻，白痰较前减少。

舌脉：舌淡暗胖大水滑、苔薄，脉弦细数。

方药：前方加盐菟丝子 15 克、枸杞子 10 克、麸炒白术 15 克、茯苓 15 克。煎服法同前，共 7 剂。

2022 年 1 月 25 日五诊

患者诉睡眠好转，偶有潮热汗出。偶有胸闷，无明显咳痰。

舌脉：舌淡暗胖大水滑、苔薄，脉弦细数。

方药：前方加百合 15 克、地黄 10 克、合欢皮 10 克、乌梅 10 克。煎服法同前，共 7 剂。

2022 年 2 月 15 日六诊

患者诉诸症减轻。

方药：前方去麸炒白术、茯苓、百合、地黄、合欢皮。加柴胡 10 克、黄芩 10 克、法半夏 10 克、枸杞子 10 克、山药 20 克。煎服法同前，共 7 剂。

临证体会

本案患者因睡眠差就诊，诉潮热、背部汗多，怕冷，大便不成形，肠鸣。考虑为上热下寒，胃气虚弱，水热互结于中焦，脾胃升降失常而致痞证，"胃不和则卧不安"，故见眠差，当予泻心汤；观患者舌象，舌淡暗胖大水滑、苔薄，乃阳虚不化水之象，故予生姜泻心汤加减。生姜泻心汤出自《伤寒论》第157条："伤寒汗出解之后，胃中不和，心下痞硬，干噫食臭，胁下有水气，腹中雷鸣下利者，生姜泻心汤主之。"大便不成形、肠鸣，故以生姜为君散邪逐饮；热象不剧，寒热虚实夹杂，以虚寒为主，故予少量黄芩配伍法半夏以和胃气；加党参、干姜、炙甘草、黑枣温运脾阳；加龙骨、牡蛎重镇安神。《伤寒论》中治疗寒热错杂痞证的方药主要有五个，其中半夏泻心汤、生姜泻心汤、甘草泻心汤是临床常用方。这三个泻心汤都可用来治疗"满而不痛"之痞证，病机为中焦脾胃寒热错杂、升降失司。《金匮要略》云："呕而肠鸣，心下痞者，半夏泻心汤主之。"半夏泻心汤证有胃气上逆，呕吐较明显，方药以燥湿化痰、降逆止呕、消痞散结之半夏为君；生姜泻心汤证则有"心下痞硬"，不仅有气机不畅，还有水饮食滞，方药为半夏泻心汤减去干姜二两，再加生姜四两以散水饮；甘草泻心汤证则是"但以胃中虚，客气上逆，故使硬也"，此为脾胃气虚、痞利俱甚之证，方药以半夏泻心汤为基础，重用炙甘草四两补中止利。这三个泻心汤证都有痞、呕、利之症状，但各有侧重，临床上可以资鉴别。

三诊时患者诉夜寐可，潮热汗出、肠鸣症状同前，出现胸闷不适、有白痰，伴心情压抑，符合桂枝去芍药汤证。桂枝去芍药汤出自《伤寒论》第21条："太阳病，下之后，脉促胸满者，桂枝去芍药汤主之。"患者平素胃阳虚，痞结于胸。睡眠及肠鸣改善后，以胸闷为主证，考虑气机不畅，寒痹于中焦，当以调和营卫、通阳散寒为法，故改予桂枝去芍药汤加减。方中桂枝配炙甘草，辛甘化阳，宣通胸中阳气；生姜辛散，助桂枝解表通阳；黑枣甘缓，合炙甘草益气和中；去酸苦阴柔之芍药，恐其敛邪，又恐其酸收而滞姜、桂之辛散，有碍阳气之宣通，且其偏寒，故去而不用；加辛温之薤白通阳散结，枳实下气破结，消痞除满。龙骨、牡蛎煅用，可加强收涩止汗之功。待患者诸症改善后，稍微调整药物，加盐菟丝子、枸杞子、柴胡、黄芩等调理体质。

（孟繁甦医案　王滢整理）

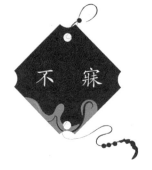

吴茱萸汤合大黄附子细辛汤加减治疗不寐案

患者黄某，女，39 岁

2021 年 10 月 29 日初诊

主诉：睡眠差多年，伴咳嗽咳痰。

现病史：睡眠差，常感疲劳。长期喉咙有痰，色白。夜间喉咙痒，天气变化后头痛，怕冷怕风。小腹冷。纳可。大便正常。容易腿酸。

舌脉：舌淡红、苔薄，脉沉细弱。

月经史：月经有小血块，有隐痛，周期正常。末次月经起始于 2021 年 10 月 27 日。

中医诊断：不寐。

证型：阳虚寒凝。

治法：温阳散寒。

方药：吴茱萸汤合大黄附子细辛汤加减

熟大黄	5 克	黑顺片	5 克	干姜	10 克
吴茱萸	5 克	生姜	10 克	黑枣	15 克
炙甘草	10 克	党参	10 克	细辛	3 克
盐菟丝子	15 克	桑寄生	25 克	独活	10 克

上方加水 800 毫升，煎至 400 毫升，温服，每天 2 次，共 7 剂。

2021 年 11 月 9 日二诊

患者诉睡眠好转，头痛减轻。小腹冷仍存在。大便顺畅。

舌脉：舌淡红、苔薄，脉沉细弱。

守方调整，方药如下：

熟大黄	5克	黑顺片	10克	干姜	10克	黑枣	15克
炙甘草	10克	党参	15克	细辛	3克	桑寄生	25克
续断片	15克						

上方加水800毫升，煎至400毫升，温服，每天2次，共7剂。

临证体会

本案患者怕冷怕风、小腹冷、常感疲劳，舌淡红、苔薄，脉沉细弱，一派虚寒之象，取吴茱萸汤温中补虚之功，初诊收效。二诊时患者诉症状明显改善，但吴茱萸难入口，故在前方基础上适当调整。在《伤寒论》中，吴茱萸汤证的主证有三：一为阳明"食谷欲呕"（第243条）；二为少阴"吐利，手足逆冷，烦躁欲死"（第309条）；三为厥阴"干呕，吐涎沫，头痛"（第378条）。各医家对吴茱萸汤证病机属性的认识不尽相同，但总体来说，认同其属于阴寒内盛。患者经常头痛明显，多在受凉或劳累后发作，脉沉细弱，考虑病在厥阴，厥阴肝胃虚寒，浊阴上逆。胃失和降、胃气上逆则呕；肝经寒邪循经脉上冲则头痛。第309条是争议较大的条文，多数人认为此证应与少阴病相鉴别。吴茱萸汤证实质为寒邪内犯中焦，脾胃升降紊乱而致吐利交作；肝胃虚寒上逆导致头痛，且以颠顶痛为主。少阴病四逆汤证（第296条）与此证极为相似，区别在于其为阳气虚衰，甚至阴寒迫虚阳外脱。

本案合用大黄附子细辛汤旨在温阳，散寒积。患者产后失于调理，形体消瘦，体内久寒，所见易醒、难再睡等睡眠差问题及疲劳均因阳气不足，不能温煦所致。《黄帝内经·素问·生气通天论》云："阴者，藏精而起亟也；阳者，卫外而为固也。"阴精需阳气的温煦气化作用，阳气则以阴精为物质基础，阳气为阴精固密于外，使其不外泄。阴精与阳气相呼应。阳气受损或运行失常是疾病的根源。大黄附子细辛汤又名大黄附子汤，出自《金匮要略》，附子（黑顺片）辛以宣通阳气，热以散寒破结。大黄泻下通便，与附子合用，取用而不取性，荡涤肠中便结。细辛辛温通阳，助附子散寒止痛，还能制约大黄寒性，故予吴茱萸汤合大黄附子细辛汤加减。另外，平补肾阳之品，温补脾肾。诸药合用，共奏温阳之功。运用此方必视正气之强弱、寒积之轻重、病程之长短，适当调整附子与大黄的比例，以达邪去正复之目的。

（孟繁甦医案 杜子媚整理）

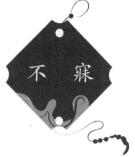

知柏地黄丸加减治疗乳腺癌术后不寐案

患者姚某，女，50岁

2022年6月14日初诊

主诉：右乳腺癌术后睡眠差1年余。

现病史：患者在1年多前于他院行右乳腺癌切除术并放化疗后出现睡眠差，梦多，易醒，潮热汗出。偶有怕冷。胃纳可。食冷后大便烂。易心烦。

舌脉：舌红、点刺、润、苔薄，脉浮滑数。

既往史：2021年6月确诊乳腺癌后在他院行手术切除，具体病理不详，术后完成8程化疗并完成放疗，末次放疗时间为2022年3月21日，目前需长期进行内分泌治疗（服药10年）。

月经史：末次月经起始于2021年6月22日。

过敏史：对兰索拉唑片过敏。

西医诊断：睡眠障碍、乳腺癌术后。

中医诊断：不寐。

证型：寒热错杂。

治法：滋阴清热。

方药：知柏地黄丸加减

熟地黄	15克	山茱萸	10克	山药	30克	茯苓	15克
白术	10克	黄芪	10克	党参	15克	续断片	10克
地骨皮	20克	莲子心	5克	黄连	5克	钩藤^{后下}	30克
知母	10克	黄柏	10克				

上方加水800毫升，煎至400毫升，温服，每天2次，共7剂。

2022年7月6日二诊

患者诉服药后明显好转，停药后症状稍微反复。伴尿急。

舌脉同前。

方药：前方去黄柏，加青蒿 20 克、牡丹皮 10 克、玫瑰花^{后下}5 克。煎服法同前，共 7 剂。

临证体会

朱丹溪在《格致余论》中提到"阳常有余，阴常不足"，女性以阴血为本，经、带、胎、产、乳等生理现象均与阴血密切相关。此案患者年逾四十九岁，"任脉虚，太冲脉衰少，天癸竭，地道不通，故形坏而无子"，处于肾阴不足、天癸不充、脏器衰竭、阴血亏损不足、血海生化乏源的病理生理状态。乳腺癌术后、放化疗并行内分泌治疗，更加耗伤人体正气，导致肾之阴阳亏虚。患者睡眠差，伴有潮热汗出，心烦为阴虚内热之象，舌红、点刺、苔薄，脉浮滑数为阴虚火旺之舌脉象，可见肾阴亏虚为本。患者偶有怕冷，这种既怕冷又怕热的情况在围绝经期妇女身上比较常见，虽以阴虚为本，但因阴阳互根互用，病久必阴损及阳，出现寒热错杂的情况，治疗时应辨别主次。

本案以知柏地黄丸为基础方。知柏地黄丸出自《景岳全书》，原名滋阴八味丸，在清代医家董西园所著《医级》中更名为知柏地黄丸。此方由六味地黄丸加知母、黄柏而成，有六味地黄丸之"三补"，即熟地黄滋补肝肾之阴、山茱萸补益肝肾、山药健脾滋肾，以补肾为主。此方"补中有泻"，泽泻配熟地黄泻肾浊而不伤肾阴，丹皮配山茱萸泻肝火而柔肝阴，茯苓配山药渗脾湿而促脾运，即"三泻"。其实是以泻为补，加上知母清上焦烦热、滋阴润燥，与苦寒之黄柏泻中下焦之火相须为用，更增强了滋肾阴清相火的作用。加地骨皮以加强清虚热之功。加少量续断补肝肾、行血脉，其性平和，使方药不会过于温燥。患者久病，加之手术、放化疗，攻伐正气，用党参、白术、黄芪可补益脾胃，使气血生化有源。

五脏作为情志的依存器官，在情志致病中发挥着重要作用。现代医学认为，躯体神经、内分泌、免疫三大系统发挥着整体调控作用，是控制情志活动的统一系统，过度的情志刺激最终会引起免疫功能的改变而导致疾病的发生。因此，在诊病过程中要重视身心同治。考虑患者为女性，中年患病，心理压力大，情绪波动较大，故加莲子心、黄连、钩藤以清心平肝安神。二诊时加少量偏温性之玫瑰花以疏肝解郁、活血化瘀。

（孟繁甦医案　王悦整理）

大黄附子细辛汤加减治疗不寐案

患者吴某，女，45 岁

2021 年 7 月 28 日初诊

主诉：睡眠差多年，加重半年。

现病史：多年前无明显诱因出现睡眠差，近半年加重，表现为整夜睡不着，脾气大，经常发火。伴口干不欲饮，稍微口苦，口淡。稍微怕冷。头痛。纳一般，大便硬，2～3 天一次。

舌脉：舌淡胖大、苔白厚，脉沉细。

月经史：月经不定期。末次月经起始于 2021 年 7 月 27 日，经量偏多，有小血块。

西医诊断：睡眠障碍。

中医诊断：不寐。

证型：阳虚。

方药：大黄附子细辛汤加减

黑顺片^{先煎} 10 克	细辛 5 克	熟大黄 10 克	熟地黄 15 克

黑顺片^{先煎}　10 克　　细辛　5 克　　熟大黄　10 克　　熟地黄　15 克
生地黄　　15 克　　百合　10 克

上方加水 800 毫升，煎至 400 毫升，温服，每天 2 次，共 7 剂。

2021 年 8 月 4 日二诊

患者诉睡眠明显好转，性情好转。头痛、口干不欲饮、口苦消失。口淡、怕冷减轻。纳一般，大便正常。

舌脉：舌淡胖大、苔白厚，脉沉细。

方药：前方加川芎 10 克、姜僵蚕 10 克、蜈蚣 2 克。煎服法同前，共 7 剂。

临证体会

大黄附子细辛汤又名大黄附子汤，出自张仲景《金匮要略·腹满寒疝宿食病脉证治》："胁下偏痛，发热，其脉紧弦，此寒也，以温药下之，宜大黄附子汤。"原方组成：大黄三两、附子三枚（炮）、细辛二两。上三味，以水五升，煮取二升，分温三服。"胁下"是指两胁及上腹部。此证为里寒结实，《金匮要略心典》谓："是以非温不能已其寒，非下不能去其结，故曰宜以温药下之。"大黄附子汤中仅三味药物：附子辛以宣通阳气，热以散寒破结。大黄泻下通便，与附子合用，取用而不取性，荡涤肠中便结。细辛之辛味以宣通，热性以温阳散寒，协助附子温通阳气，散寒止痛，同时制约大黄之寒。大黄又具有通下的作用。三药虽少，但能达温阳通便之功。

本案患者是围绝经期女性，表现为睡眠差加重半年。近来整夜不能入睡，故来就诊。患者口淡，不欲饮，稍微怕冷。舌淡胖大、苔白厚，脉沉细。从舌脉可看出一派里虚寒象。因寒积故大便硬，2~3天一次。患者正处于围绝经期，肝血亏虚，故加地黄、百合滋补精血以养肝疏肝。一周后患者复诊，诉睡眠已明显改善。原本打算回老家，现决定留在中山继续治疗以巩固疗效。由此案治疗可知，睡眠障碍表现形式多样，证型也各有侧重，临证时需要仔细辨证以求疗效确切。

（孟繁甦）

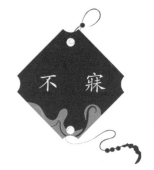

不寐

桂枝加龙骨牡蛎汤加减治疗不寐案

患者马某，女，70 岁

2021 年 3 月 24 日初诊

主诉：睡眠差多年。

现病史：睡眠差，梦多，伴汗出明显。晨起流清涕、打喷嚏，中午可以缓解。食冷后容易腹泻，头晕。

舌脉：舌淡红、苔薄白，脉浮数。

西医诊断：睡眠障碍。

中医诊断：不寐。

证型：营卫不和。

方药：桂枝加龙骨牡蛎汤加减

桂枝	10 克	白芍	10 克	黑枣	15 克	生姜	10 克
炙甘草	5 克	黄芪	15 克	防风	10 克	白术	10 克
龙骨^{先煎} 30 克		牡蛎^{先煎} 30 克					

水煎温服，每天 2 次，共 14 剂。

2021 年 4 月 14 日二诊

患者诉睡眠明显改善，汗出明显减少，晨起流清涕、打喷嚏减少。心情好，精神状态佳。续方再服。

临证体会

《景岳全书》曰："不寐证虽病有不一，然惟知邪正二字则尽矣。盖寐本乎阴，神其主也，神安则寐，神不安则不寐。其所以不安者，一由邪气之扰，一由营气之不足耳。"可见，不寐的发生有虚有实，营卫不和是导致不寐的病机之一。"卫气昼日行于阳，夜半则行于阴"，若"卫气不得入于阴，常留于阳"则导致不寐。《黄帝内经·灵枢·邪客》曰："厥气客于五脏六腑，则卫气独卫其外，行于阳，不得入于阴。行于阳则阳气盛，阳气盛则阳跷陷，不得入于阴，阴虚，故目不瞑。"《黄帝内经》提出了治疗不寐的总原则，即"补其不足，泻其有余，调其虚实，以通其道，而去其邪"，调和营卫是治疗此类不寐的关键。

桂枝加龙骨牡蛎汤出自《金匮要略》："夫失精家，少腹弦急，阴头寒，目眩，发落，脉极虚芤迟，为清谷、亡血、失精。脉得诸芤动微紧，男子失精，女子梦交，桂枝加龙骨牡蛎汤主之。"由此可知，桂枝加龙骨牡蛎汤原方主治男子遗精、女子梦交。临证还用此方治疗不寐，效果也显著。由组成来看，该方即桂枝汤原方加龙骨、牡蛎。《伤寒论》第12条云："太阳中风，阳浮而阴弱，阳浮者，热自发，阴弱者，汗自出。啬啬恶寒，淅淅恶风，翕翕发热，鼻鸣、干呕者，桂枝汤主之。"桂枝汤中桂枝配白芍，辛甘化阳、酸甘化阴，二药使阴阳合化，在外调和营卫，在内生化气血。加龙骨、牡蛎，既能重镇安神，又可收敛止汗。患者面白肤嫩，符合桂枝体质。再结合睡眠差、梦多、汗出明显、流清涕、打喷嚏等症状，符合桂枝汤证。患者食冷后容易腹泻，舌淡红、苔薄白，脉浮数，均提示脾胃虚弱，气血生化不足，而桂枝汤中炙甘草、生姜、黑枣能益气健脾，使气血生化有源，营卫协调。患者服药后睡眠改善，精力充沛，正如《黄帝内经·灵枢·口问》所言："卫气昼日行于阳，夜半则行于阴，阴者主夜，夜者主卧。"

（孟繁甦）

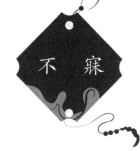
不寐

左归丸加减治疗绝经前后诸证并不寐案

患者陈某，女，45 岁

2021 年 3 月 25 日初诊

主诉：睡眠易醒反复 3 年余。
现病史：患者自 3 年多前行药流术后月经明显减少，伴有腰痛，同时日渐出现睡眠变差，易醒，醒后难再入睡。尿频。
舌脉：舌淡红、苔薄、可见裂纹，脉沉细。
月经史：末次月经起始于 2021 年 3 月 13 日。
既往史：否认高血压病及糖尿病。
西医诊断：睡眠障碍、更年期综合征。
中医诊断：不寐。
证型：肝肾阴虚。
方药：左归丸加减

熟地黄	25 克	山茱萸	10 克	茯苓	10 克	枸杞子	5 克
炙甘草	10 克	山药	10 克	当归	10 克	川芎	10 克
牛膝	20 克	丹参	10 克	盐杜仲	15 克		

上方加水 800 毫升，煎至 400 毫升，温服，每天 2 次，共 7 剂。

2021 年 4 月 1 日二诊

患者诉服药后睡眠明显好转，尿频明显改善。
方药：前方加盐女贞子 15 克、墨旱莲 15 克、党参 10 克、白术 10 克。煎服法同前，共 7 剂。

2021 年 4 月 8 日三诊

患者诉睡眠好，不再易醒，即使醒来也可很快再次入睡，自觉身体状态好。守方调整以善后。

临证体会

中医理论认为，"阳入于阴则寐，阳出于阴则寤"。寐指入睡，寤指醒来，中医称失眠为不寐。阳亢而不入阴，阴虚而不纳阳，是不寐的两个常见原因，因此只有调和阴阳才能有好的睡眠。

肝藏血，肾藏精，精血互生，乙癸同源。中医对于女性更年期综合征多以阴虚立论，认为此病的主要发病机制有以下三种：一是女性年届四十九岁，肾气渐衰，天癸枯竭，冲、任二脉虚衰，精血不足，导致阴阳失衡；二是肾精不足，水不涵木，导致肝失所养，疏泄失常，肝郁气滞；三是肾阴亏虚，阴不纳阳，阳失潜藏，引发记忆力下降，注意力不集中，失眠多梦，或者烦躁，多疑多虑，甚至喜怒无常等精神症状。

左归丸出自《景岳全书》，具有补阴益阳、养血填精的功效。本案治疗以滋补先天肾阴为主，兼顾后天脾胃中气，周全有效。

（孟繁甦）

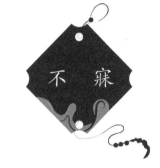

柴胡温胆汤加减治疗不寐案

患者冯某，女，54 岁

2021 年 2 月 19 日初诊

主诉：睡眠易醒多年。

现病史：入睡可，但容易醒，醒后难再入睡，梦多。心烦，口干，口苦，容易上火、喉咙痛，最近经常头痛。大便烂，不成形。平时比较怕冷，不敢穿短袖短裤。

舌脉：舌淡红、苔根稍腻，脉沉细。

月经史：月经三天干净，经量减少，周期延后一周。

西医诊断：睡眠障碍。

中医诊断：不寐。

证型：痰气交阻。

方药：柴胡温胆汤加减

法半夏	10 克	竹茹	15 克	蒸枳实	10 克	蒸陈皮	10 克
甘草片	10 克	茯苓	10 克	北柴胡	10 克	黄芩片	10 克
制远志	15 克	石菖蒲	15 克	龙骨^{先煎}	30 克	牡蛎^{先煎}	30 克

上方加水 800 毫升，煎至 400 毫升，温服，每天 2 次，共 5 剂。

2021 年 2 月 24 日二诊

患者诉睡眠无明显改善，但口干、口苦减少，容易上火、喉咙痛减轻。大便烂、不成形明显好转。

舌脉：舌淡红、苔根稍腻稍减轻，脉沉细。

方药：前方稍微加减。

2021 年 3 月 5 日三诊

患者诉醒后可以再睡，梦减少，已无头痛。
方药：前方稍微加减。

2021 年 4 月 7 日四诊

患者诉睡眠明显好转，自觉精力十足。大便成形。无头痛、上火、喉咙痛等症状。续方善后。

临证体会

柴胡温胆汤最早见于《医宗金鉴·卷五十三》："感冒病时触惊异，心惊胆怯睡不安；身热烦躁面青赤，疏解散与凉惊丸；和以柴胡温胆剂，宁神定志效通仙。"心烦、口干、口苦、容易上火、喉咙痛均为少阳胆火上扰之症，符合小柴胡汤证。《黄帝内经·素问·六节藏象论》云："凡十一脏，取决于胆。"若胆气不正，气机疏泄不利，影响脾胃运化，水滞成痰，痰扰心窍，会导致睡眠障碍。舌淡红、苔根稍腻，脉沉细，考虑脾失健运，内生湿浊。临证时用柴胡温胆汤加减治疗此类睡眠障碍效果良好。

柴胡温胆汤以《伤寒论》小柴胡汤合宋代医家陈言《三因极一病证方论》的温胆汤而成。其中小柴胡汤之功在足少阳胆，而温胆汤之治偏于足阳明胃。由于少阳胆经与三焦经在生理上的关联性，故病理上手少阳三焦易与足少阳胆协同为病。《通俗伤寒论》云："足少阳胆与手少阳三焦合为一经。其气化，一寄于胆中以化水谷，一发于三焦以行腠理。若受湿遏热郁，则三焦之气机不畅，胆中相火乃炽……胆火炽，必犯胃而液郁为痰。"三焦是水液和阳气运行的通道。三焦通利而少阳和，胆气清宁。反之，胆郁则不能生发，于是土不能得木而达也。

温胆汤可以看作二陈汤加枳实、竹茹，虽只有八味药物，看似药味简单，平平无奇，但其用于治疗痰湿或者痰热导致的失眠往往能够发挥巨大的作用。原方中半夏辛温，燥湿化痰，和胃止呕，为君药。臣以竹茹，甘而微寒，清热化痰，除烦止呕。半夏与竹茹相伍，一温一凉，化痰和胃，止呕除烦。陈皮辛苦温，理气行滞，燥湿化痰；枳实辛苦微寒，降气导滞，消痰除痞。陈皮与枳实相合，亦为一温一凉，使理气化痰之力增。佐以茯苓，健脾渗湿，以杜生痰之源；煎加生姜、大枣调和脾胃，且生姜兼制半夏毒性。以甘草为使，调和诸药。方证的主要病机是"痰"，痰致百病；方药的核心则是"化痰"，包括半夏、陈皮的燥湿化痰，竹茹的清热化痰，枳实的降气消痰，茯苓健脾渗湿以杜生痰之源等。

小柴胡汤和解表里，畅利三焦，通行津液，乃治疗伤寒少阳证主方；温胆汤燥湿化痰，理气和中，主治痰热内扰之证。两方合用，既理气舒郁又化痰开窍，临床应用范围极广。痰饮合并气郁，病变多在半表半里之间，无形之气与有形之痰相结，郁而化热，阻碍气机，壅滞心窍，非仅小柴胡汤证之无形寒热邪气，故需将小柴胡汤合以温胆汤，方可舒展气机，畅利三焦，水道通而津液行，郁火散而肺气降，即"上焦得通，津液得下，胃气因和，身濈然汗出而解"也。柴胡温胆汤虽强调痰热内扰之内伤病理，实与小柴胡汤本意相通，仍属少阳枢机之制、和解表里之方。临证时若能抓住患者病机特点，方证对应，则效果显著。

（孟繁甦）

不寐

柴胡桂枝干姜汤加减治疗不寐案

患者雷某某，女，51岁

2022年10月4日初诊

主诉：睡眠易醒多年，醒后难再睡再发10天。

现病史：患者多年前无明显诱因出现睡眠易醒，反复发作（无入睡困难）；10天前无明显诱因再发易醒、醒后难再睡，伴梦多、容易突然汗出（1~2次）。纳可，大便不成形。

舌脉：舌暗瘀、苔薄白，左脉沉细。

月经史：2022年1月开始月经不规律。

西医诊断：睡眠障碍、绝经前后综合征。

中医诊断：不寐。

证型：寒热错杂、肝脾不和。

治法：和解少阳。

方药：柴胡桂枝干姜汤加减

北柴胡	5克	桂枝	10克	干姜	5克	黄芩片	10克
法半夏	10克	牡蛎^{先煎}	20克	天花粉	20克	炙甘草	10克
龙骨^{先煎}	20克	钩藤^{后下}	15克	合欢皮	10克	蜡梅花	10克
丹参	15克	石菖蒲	10克				

上方加水800毫升，煎至400毫升，温服，每天2次，共7剂。

2022年10月11日二诊

患者诉睡眠明显好转，梦多减少，基本无汗出。纳可，大便不成形稍微好转。

舌脉：舌暗瘀、苔薄白，左脉沉细。

守方7剂。

2022 年 10 月 23 日三诊

患者诉睡眠明显好转，偶尔燥热汗出。纳可。

舌脉：舌暗红、苔薄白，左脉沉细。

方药：前方加珍珠母^{先煎}30 克、郁金 10 克。煎服法同前，共 7 剂。

2022 年 10 月 29 日四诊

患者诉睡眠稳定，每天 6：30 起床，燥热汗出好转。纳可，大便成形。

舌脉：舌暗红、苔薄白，左脉沉细。

调整方药如下：

北柴胡	5 克	桂枝	10 克	干姜	5 克
黄芩片	10 克	法半夏	10 克	牡蛎^{先煎}	20 克
天花粉	20 克	炙甘草	10 克	龙骨^{先煎}	20 克
钩藤^{后下}	15 克	合欢皮	15 克	蜡梅花	15 克
石菖蒲	10 克	珍珠母^{先煎}	30 克		

上方加水 800 毫升，煎至 400 毫升，温服，每天 2 次，共 7 剂。

后以此方酌情加减。患者服药后病情稳定，情绪、睡眠佳。

临证体会

本案患者以睡眠障碍为主诉求诊。失眠的总病机为阴阳失调、阴阳不交，治疗失眠应以阴阳交会为宗旨。少阳位于阳之末、阴之始，中医认为少阳为阴阳之枢，邪气的出入进退，或由表入里，或由阳入阴，皆与少阳有关。临床上可通过调整少阳，使机体枢转正常，阴阳调和。通过调整少阳之枢来治疗失眠是关键。

柴胡加龙骨牡蛎汤出自《伤寒论》，是由小柴胡汤、大柴胡汤、柴胡桂枝汤、桂枝甘草龙骨牡蛎汤综合加减而成，旨在和解少阳、通阳泄热，兼宁心安神，其证病机关键是少阳枢机不利。该方对上、中、下三焦之余邪积热，肝郁、气滞、痰结等引起的惊悸、怔忡、不寐等病证均可加减治之。本案患者时逾七七，肝肾阴虚为本，气机不条达，故而表现为睡眠障碍，以易醒、醒后难再睡、梦多为主要特点；气血阴阳失和，故而表现为异常汗出。起初考虑以柴胡加龙骨牡蛎汤为主方，但经详细问诊发现，患者大便烂、基本不成形，据此考虑太阴脾虚。太阴病提纲为"太阴之为病，腹满而吐，食不下，自利益甚，时腹自痛。若下之，必胸下结硬"，突出了下利为重。刘渡舟教授认为，阳明主阖，大便秘结为实证，太阴主开，大便作泻为虚证。因此，遇到大便不成形、大便烂应首先考虑太阴病。经进一步问诊得知，患者大便并不十分臭秽且吃冷食、喝冷饮后加重，则提供了太阴脾虚的佐证。

少阳为半表半里，是表里传变的枢机。少阳为枢，不仅是表证传里的枢机，也是三阳病传入三阴的枢机。少阳病是半表半里证，多有兼证。如少阳兼表的柴胡桂枝汤证，少阳兼里实的大柴胡汤证、柴胡加芒硝汤证。柴胡桂枝干姜汤正是与大柴胡汤相对的方剂，可治少阳兼里虚寒证。张仲景最早提及柴胡桂枝干姜汤证，分别见于《伤寒论·辨太阳病脉证并治》第147条和《金匮要略·疟病脉证并治》的《外台秘要》。"伤寒五六日，已发汗而复下之，胸胁满微结，小便不利，渴而不呕，但头汗出，往来寒热，心烦者，此为未解也，柴胡桂枝干姜汤主之。""治疟寒多微有热，或但寒不热。服一剂如神。"柴胡桂枝干姜汤是《伤寒论》的经典名方，广泛应用于内伤杂病治疗。柴胡桂枝干姜汤专为少阳病兼气化失常而设，奏和解少阳、化气生津之功，用于治疗邪入少阳，三焦不利，津伤饮结的寒热错杂证及疟证偏于寒者。本案以柴胡桂枝干姜汤为基础方，酌加少量活血化瘀、疏肝解郁、化痰开窍之品以助药力。

全方有疏肝理气、安神健脾之功，在治疗过程中，既解决了患者的睡眠问题，又于繁杂之中准确抓住病机之根本，从源头上治疗疾病，收到事半功倍的效果。

（孟繁甦）

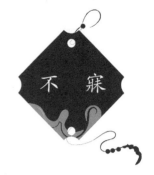

不寐

五苓散合柴胡桂枝干姜汤加减治疗夜尿频多并不寐案

患者李某某，男，47岁

2022年11月2日初诊

主诉：夜尿频多10多年。

现病史：患者10多年前无明显诱因出现夜尿频多，每晚2～5次，量可，无尿急、尿痛、尿道口灼热感。睡眠差，夜尿后可再睡。口干明显，无明显口苦。经常大便稀烂不成形，大便前容易腹痛。下午易头晕，影响情绪，稍急躁。2016年开始有面部皮疹，无明显瘙痒。

舌脉：舌淡红稍胖大、苔薄，脉沉弦。

西医诊断：夜尿增多、睡眠障碍。

中医诊断：尿频、不寐。

证型：少阳夹水饮。

方药：五苓散合柴胡桂枝干姜汤加减

茯苓	30克	桂枝	10克	白术	10克	猪苓	10克
泽泻	10克	北柴胡	10克	干姜	10克	黄芩片	10克
法半夏	10克	牡蛎^{先煎}	30克	天花粉	20克	炙甘草	10克
葛根	20克						

上方加水800毫升，煎至400毫升，温服，每天2次，共7剂。

2022年11月15日二诊

患者诉夜尿减少至2次，可再睡。口干明显，无明显口苦。纳可，大便较前成形。睡眠质量较前好转。

舌脉：舌淡红稍胖大、苔薄，脉沉弦滑。

方药：前方去炙甘草、葛根，加益智仁 20 克、乌药 10 克、盐桑螵蛸 10 克、砂仁^{后下}5 克，泽泻加量至 20 克，牡蛎减量至 20 克。

2022 年 11 月 23 日三诊

患者诉夜尿减少至 1 次，睡眠及大便情况较前好转，余症同前。
舌脉同前。
方药：前方改白术为麸炒白术，改法半夏为清半夏；去上四味温肾药。

临证体会

本案患者以夜尿频多为主证，无尿急热痛等不适，量多频数，病程长久，舌淡红稍胖大。此类水液代谢问题可用五苓散进行治疗。《素问·灵兰秘典论》云："膀胱者，州都之官，津液藏焉，气化则能出矣。"太阳膀胱气化失司，病机主要为水饮内停、气化不利、阳气不敷、津液不布。《伤寒论》中提及五苓散治疗"小便不利"，多表现为小便不顺畅、尿路刺激等症状；《金匮要略》中提及"虚劳腰痛，少腹拘急，小便不利者，八味肾气丸主之"，以方测证，此处"小便不利"指的是肾阳不足导致的小便频数。而临床上五苓散之应用，不局限于"小便不利"，可以治疗"小便自利"，即小便频数等，故而对于"小便不利"的理解，可延伸为"小便非正常"，从而扩大方药的适应证。

患者口干，易大便痛泻，易头晕作眩，与情志相关；脉沉弦，以脏腑辨证，与肝胆相关；以六经辨证，则病在少阳，当选柴胡剂。少阳病之特点，一为郁，二为火。患者症状以胆气内郁、三焦失司为主，火热之象不显（面部皮疹日久且无明显瘙痒也可佐之）。口干一症，若津液损伤则可见舌质苔干，若苔偏润水滑则责之三焦气化失司、水饮内停。《素问·灵兰秘典论》云："三焦者，决渎之官，水道出焉。"患者全身水液代谢失常，与气机郁而不畅也有重要关系，三焦气郁则易生痰、生湿、生饮，木郁土壅，兼有太阴脾土阳气困遏。既有少阳枢机不利，又有三焦决渎失司、水饮内结，故合用柴胡桂枝干姜汤，寒温并用，和解少阳、温化水饮。

组方中重用茯苓至 30 克，因患者合并水饮、脾阳不振，配伍白术加强健脾之功；干姜用量 10 克，守而不走，温中散寒；再加葛根 20 克以"起阴气"，生津、升阳止泻——使水湿升腾为津液，不下渗肠道而致泄泻。

二诊时患者夜尿即减少至 2 次，大便及睡眠情况改善，脉位仍沉，故加予温肾固精之药；三诊时患者情况继续好转，故守方加减。患者前来睡眠专科门诊就诊，经详细问诊得知，其夜尿后可再睡，由此判断其睡眠问题很大程度上是因"夜尿频多10多年"而苦，故以"缩夜尿以安睡眠"为主要诊治思路，"抓主要矛盾"与"抓主证"同样重要。

（孟繁甦医案　王滢整理）

升阳散火汤加减治疗青少年日间困倦案

患者周某，男，17 岁

2022 年 9 月 16 日初诊

主诉：容易困倦 4 年。

现病史：患者 4 年前无明显诱因出现容易困倦，表现为白天容易打瞌睡。每晚睡眠规律，睡眠质量好（23：00—6：00），但自觉日间困倦、睡不够。家长诉患者无打鼾史。平时容易口腔溃疡，每月 1~2 次，持续时间久（1~2 周）。食冷后容易腹泻，手足汗多，怕冷。最近较常流鼻涕。

舌脉：舌淡胖、苔薄，脉沉细。

西医诊断：睡眠障碍。

中医诊断：多寐。

证型：脾虚。

治法：补益脾气，升阳举陷。

方药：升阳散火汤加减

升麻	15 克	葛根	20 克	独活	10 克	羌活	10 克
北柴胡	10 克	防风	5 克	炙甘草	10 克	细辛	5 克
牡蛎^{先煎}	30 克	夏枯草	30 克	太子参	10 克	黄芪	30 克
山药	30 克	炒白芍	5 克				

上方加水 800 毫升，煎至 400 毫升，温服，每天 2 次，共 5 剂。

2022 年 9 月 21 日二诊

患者诉无特殊不适。续方再服。

2022 年 9 月 30 日三诊

患者诉白天容易打瞌睡，怕冷症状明显好转。近期无口腔溃疡，大便前硬后软，手足汗多明显减少，偶尔流鼻涕。

方药：前方去夏枯草、白芍，加党参 10 克，共 14 剂。

后电话随访，患者状态稳定，白天困倦情况明显好转。

临证体会

多寐亦称多卧、嗜睡、嗜眠、但欲寐等，是指不论昼夜，时时欲睡，唤之能醒，醒后复睡的病证。早在《黄帝内经》就有关于多寐的记载，如《黄帝内经·灵枢·寒热病》曰："阳气盛则瞋目，阴气盛则瞑目。"《黄帝内经·灵枢·大惑论》曰："夫卫气者，昼日常行于阳，夜行于阴，故阳气尽则卧，阴气尽则寤。"以上所言均指出多寐主要是由阴阳失衡、阴盛阳衰所致。

多寐与脾胃密切相关。《黄帝内经·灵枢·动输》曰："胃气上注于肺，其悍气上冲头者，循咽，上走空窍，循眼系，入络脑。"《黄帝内经·灵枢·经脉》曰："胃足阳明之脉，起于鼻之交頞中，旁纳太阳之脉，下循鼻外，入上齿中……循颊车，上耳前……循发际，至额颅。"脾经虽未直接入脑，但其经入腹络胃，而其别络挟咽连舌本，出于口，与足阳明胃经合，可见脾胃与脑在经络结构上存有必然联系。在生理上，脾主运化水谷精微，生化气血，布升清阳；胃主受纳、腐熟水谷，推陈降浊；肠主吸收精微，导浊排秽。胃、脾、肠的纳、化、出功能健运协调，气血充盛而通和，水谷精微及生化的气血才能使脑窍充养，神机灵活，从而维持脑的正常生理机能。正如《黄帝内经·灵枢·五癃津液别》所云："五谷之津液和合而为膏者，内渗入于骨空，补益脑髓。"若脾胃虚弱，纳运无权，可导致气血津精来源匮乏，或气血阴阳失调，升清降浊功能逆乱，使气血不荣于颠，痰湿、水饮、瘀血等病理产物留聚并上扰脑神，甚至壅塞脑窍，从而影响脑的功能，导致脑系疾病的产生。例如，湿饮之眩晕，湿浊之昏愦多寐，痰热之失眠，痰火之头痛，风痰之抽搐，气血亏虚之头晕、多寐等脑系病证，均与脾胃之纳运功能密切相关。

李东垣在《脾胃论》中写道："脾胃之虚，怠惰嗜卧。"脾胃生化气血，调畅三焦，纳新排浊，一旦脾胃亏虚，健运失职，可导致痰浊湿饮内生而上犯，蒙蔽清窍，神机不运而多寐。本案患者为青少年，主要表现为白天容易打瞌睡，自觉日间困倦、睡不够。平时容易口腔溃疡，每月 1～2 次，持续时间久，多持续

1～2周。食冷后容易腹泻。手足汗多。怕冷。最近较常流鼻涕。舌淡胖、苔薄，脉沉细。上述症状、舌脉均提示脾胃虚弱，清阳不升，从而导致白天困倦，自觉睡不够。予补气健脾、升举阳气治疗后，患者很快自觉疲劳、困倦感减轻。

　　此病与发作性睡病中日间过度思睡的临床表现相似。日间过度思睡是最容易影响患者社会功能的症状，表现为白天应该维持清醒的主要时段不能保持清醒，出现难以抑制的困倦欲睡甚至突然入睡。通常在单调、无刺激的环境中发作，也可出现于行走、进餐或交谈时，甚至发生在急需警觉的作业过程中（如开车）。持续时间通常为数分钟至数十分钟，也可短至数秒或长达数小时。多数患者经短时间的睡眠后即可头脑清醒，但无法维持太长时间。非药物治疗可作为发作性睡病的首选治疗方法，包括自我护理、行为治疗（如合理安排白天短时睡眠、养成规律的夜间睡眠习惯）、团体治疗、心理治疗等。目前还没有确切的西药治疗方法，因此中医辨证论治是较好的治疗思路。

（孟繁甦）

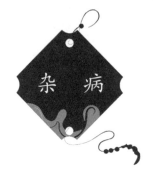

杂病

小柴胡汤、止痉散合麻黄附子细辛汤加减治疗牙龈带状疱疹案

患者徐某某，女，38岁

2022年10月16日初诊（微信问诊）

主诉：左侧牙龈连及左侧面部疼痛4天。

现病史：患者4天前因左侧牙痛在我院口腔科就诊。其病情进展较快，逐渐出现左眼、左耳、咽喉并向左侧头顶延伸的放射性疼痛，诊断为牙龈带状疱疹。口腔科给予漱口液、开喉剑喷雾剂外用，并嘱按时服用止痛药。2022年10月16日早上，患者出现鼻塞、流鼻涕、打喷嚏，大便正常偏干。患者诉最近压力大，天天上网课，自觉双眼视物模糊。

舌象：舌淡胖有齿痕、苔白根厚腻。

西医诊断：牙龈带状疱疹。

中医诊断：疱疹。

证型：寒凝。

治法：温阳散寒。

方药：小柴胡汤、止痉散合麻黄附子细辛汤加减

柴胡	10克	黄芩	10克	党参	10克	炙甘草	10克
生姜	10克	大枣	10克	全蝎	3克	蜈蚣	2克
僵蚕	10克	桔梗	15克	钩藤^{后下}	15克	黄芪	15克
麻黄	5克	细辛	5克	黑顺片^{先煎}	10克		

上方加水800毫升，煎至400毫升，温服1剂、2次。

2022年10月17日二诊

患者诉左压痛连及左头痛几乎消失。仍有清鼻涕伴鼻塞。

舌脉：舌淡胖有齿痕、苔白根厚腻，脉沉弱。

守前方，微调整，方药如下：

北柴胡	10克	黄芩片	10克	生姜	10克
黑枣	15克	桂枝	10克	白芍	25克
麻黄	5克	黑顺片^{先煎}	10克	细辛	5克
升麻	20克	全蝎	3克	蜈蚣	2克
姜僵蚕	5克	辛夷^{包煎}	10克	炒苍耳子^{包煎}	10克
白芷	10克				

上方加水 800 毫升，煎至 400 毫升，温服，每天 2 次，共 3 剂。

2022 年 10 月 18 日随访，患者已无疼痛，也无鼻塞流涕。嘱其继续服用剩余 2 剂中药以巩固疗效。10 月 26 日随访，患者诸症皆除，牙龈光洁无疱疹。

临证体会

本案患者初始表现为牙痛，口腔科给予对症处理。查体发现左侧下齿外侧牙龈大片溃疡、牙龈变白，考虑牙龈带状疱疹，给予漱口液、开喉剑喷雾剂及止痛等治疗。患者同时伴有左面部疼痛，左眼、左耳痛，咽痛，连及左头部。由于西药治疗效果差，患者决定停用，碍于周末，唯有通过微信寻求中医治疗。经详细问诊得知，患者最近一段时间因学习过于劳累而发病。结合病史、症状及体征，考虑牙龈带状疱疹、累及三叉神经痛下颌支为主。辨证为阳虚寒凝、少阳少阴合病，予小柴胡汤、止痉散合麻黄附子细辛汤加减，治以温阳散寒、解痉止痛。

本案以牙痛为首发症状，并有左面部、左头部等剧烈疼痛的特点，由《黄帝内经》"有诸形于内，必形于外"可知，此证与脏腑、经络失调密切相关。《经络考·肝足厥阴之脉》云："连目系，上出额……其支者，从目系下颊里，环唇内。"患者近期劳累，加上学习压力大，情绪紧张，结合患者平素体质，考虑为肝脾同病。小柴胡汤主治少阳病，有通调三焦、疏理脾胃、疏泄肝阳、和解退热、除血热、散血结等功效。故以柴胡、黄芩和解少阳，以炙甘草、生姜、大枣、党参顾护中焦、补益正气。又以麻黄附子细辛汤散寒积、通络。患者工作、学习环境偏寒，久坐不运动，寒凝气滞血瘀，故需散沉寒以治本。患者疼痛明显，故加止痉散加强止痛之功以治标。全蝎、蜈蚣熄风止痉，攻毒散结，通络止痛；僵蚕疏散风热，熄风解痉，通络止痛。

患者先自行购药 1 剂，经微信反馈效果极佳，服药后疼痛明显减轻。二诊面诊时，结合舌脉，辨证准确，在前方基础上微调整。患者服药 1 剂后已经完全无疼痛。查左侧牙龈面已无溃疡水泡，表面光洁粉嫩。患者因要外出，担心复发，再煎药 2 剂以巩固疗效。

患者在服用中药期间及之后，均已停用所有西药，可见对中医充分信任。患者虽然平时体质较差，所幸年轻，且得益于精准辨证，尽早治疗，疗效极佳。

（孟繁甦）

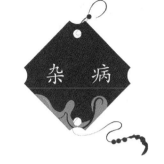

真武汤加减治疗慢性泌尿系感染案

患者梁某某，女，74 岁

2021 年 12 月 31 日初诊

主诉：反复尿频、尿量多、尿痛 1 年余。

现病史：患者在 1 年多前无明显诱因出现反复尿频、尿量多、尿痛，伴怕冷，口干，无发热。曾在他院住院治疗，未查到致病菌。

舌脉：舌淡胖水滑、有齿痕、苔白，脉沉弦。

既往史：皮下脂膜炎样 T 细胞淋巴瘤。

西医诊断：慢性泌尿系感染、皮下脂膜炎样 T 细胞淋巴瘤。

中医诊断：淋证。

证型：寒湿。

治法：温阳利水。

方药：真武汤加减

黑顺片^{先煎}	10 克	桂枝	10 克	茯苓	15 克	白术	10 克
猪苓	10 克	泽泻	10 克	桑寄生	25 克	牛膝	15 克
沉香	5 克	砂仁^{后下}	5 克				

上方加水 800 毫升，煎至 400 毫升，温服，每天 2 次，共 7 剂。

2022 年 1 月 7 日二诊

患者诉尿频好转。

方药：加盐桑螵蛸 10 克、盐杜仲 15 克。煎服法同前，共 7 剂。

2022 年 1 月 14 日三诊

患者诉尿痛好转，无怕冷，口干好转。

方药：加荆芥穗^{后下}10 克、防风 5 克。煎服法同前，共 7 剂。

2022 年 1 月 21 日四诊

患者诉尿痛明显好转，尿频减轻，每次尿量已有增多；腰痛；无怕冷；口干好转。

方药：加荆芥穗^{后下}10 克、防风 5 克、山茱萸 20 克。煎服法同前，共 7 剂。

2022 年 1 月 28 日五诊

患者诉尿痛基本消失，尿频明显减轻（减为 50 分钟内 2 次小便，原来最高纪录为 20 分钟内 3 次小便），尿量增多；腰痛减轻；无怕冷；口干明显好转。守方调整，嘱保暖。

临证体会

慢性泌尿系感染是中老年女性常见疾病，以尿频、尿急、尿痛、尿涩、尿道口有灼热感等为主要症状，多由急性尿道炎治疗不彻底导致。从西医角度来看，抑制和杀灭细菌是治疗慢性泌尿系感染的常用方法。慢性泌尿系感染病程长，易反复，使用抗生素治疗仍迁延不愈，治疗难度大。长期、反复使用多种抗生素可能造成耐药及复发率高等问题，严重影响患者的生活质量。中医从调整患者体质等角度，辨证论治慢性泌尿系感染，多取效。

慢性泌尿系感染属中医学"淋证"范畴。"淋证"一名首见于《黄帝内经》："阳明司天之政……初之气，地气迁，阴始凝，气始肃，水乃冰，寒雨化。其病中热胀、面目浮肿……小便黄赤，甚则淋。"从病因分析，淋证发生不外内因和外因。外因是感受湿热毒邪，内侵下焦；内因则多是起居不慎，劳累过度，房劳不节，或禀赋不足，或脏腑失调，导致湿毒下注，是以肾虚为本。

临床常见一些慢性泌尿系感染患者，多是年老体弱、久病多病，加之反复使用抗生素等，导致脾肾不足、湿邪留恋。临床上以虚实夹杂为多，或偏邪实，或偏正虚，治疗应以扶正祛邪为原则，兼顾虚实。对于年老体弱之反复泌尿系感染，尤其应该重视扶正固本。肾为水火之脏，元阴元阳之处，命门火衰，不能温煦膀胱，膀胱气化不利、开阖失司，则出现尿频、尿急、尿道灼热诸症。故治疗淋证并非单纯给予清热利湿之品，若与证不符，则如饮鸩止渴，更伤正气。

此案患者为老年女性，曾因反复泌尿系感染出现尿频、尿急、尿痛等症状前往多家医院就诊，并住院治疗。经过反复尿检，均未能查找到明确致病菌。患者曾有20分钟内3次小便的记录，给生活带来严重不便，非常苦恼。结合舌脉，予真武汤加减。

五苓散为治疗太阳蓄水证的名方，由猪苓、茯苓、泽泻、桂枝、白术共5味中药组成。《伤寒论》第71条云："太阳病，发汗后，大汗出……若脉浮，小便不利，微热消渴者，五苓散主之。"这是五苓散的代表性条文。此条文指出，五苓散证的病因、病机特点是太阳病误下或过汗，表邪不解，邪陷入里，由经入腑，影响膀胱气化功能，导致水蓄下焦，津液输布过程受到影响，津液不能上承，则出现口渴欲饮、饮不解渴、小便不利等症状。方中茯苓、猪苓淡渗利湿，泽泻甘寒入肾、利水渗湿，白术健脾祛湿，桂枝通阳化气，兼可解表，五药合用有温阳化气、利水渗湿之效，可助三焦与膀胱气化，使停积于下焦的水邪从小便而去。五苓散是治疗一切水饮病的祖方。本案取五苓散加附子合真武汤之义。《伤寒论》第82条云："太阳病，发汗，汗出不解，其人仍发热，心下悸，头眩，身瞤动，振振欲擗地者，真武汤主之。"第316条云："少阴病，二三日不已，至四五日，腹痛，小便不利，四肢沉重疼痛，自下利者，此为有水气。其人或咳，或小便利，或下利，或呕者，真武汤主之。"从组方看，真武汤是治疗肾阳虚水泛之代表方。因患者出现反复泌尿系感染症状，结合舌淡胖水滑、有齿痕、苔白、脉沉弦，辨证为阳虚导致气化不利，故使用附子（黑顺片）以温肾阳散寒。经五苓散和真武汤合方治疗后，患者的尿频、尿急、尿道灼热等症状逐渐改善。因患者病程长，从初诊到五诊治疗，整体思路都是以温补肾阳、化气行水为主，最终收效。可见，中医治疗要坚持辨证论治、方证对应的原则，不能见热清热、见寒温阳，以免背道而驰，造成"坏病"。

（孟繁甦）

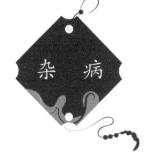

杂 病

中西医结合治疗骨髓异常增生综合征案

患者于某某，女，62岁

患者因"右侧乳腺癌术后5年余，骨髓异常增生综合征2月余，头晕乏力1周余"于2022年9月18日由急诊以"骨髓异常增生综合征"收入院。

详情：患者于2016年10月体检发现右侧乳腺肿物，病理诊断为浸润性癌，于天津某医院行手术及化疗。2个月前因头晕乏力在我院及中山某医院就诊，考虑为骨髓异常增生综合征（TP53突变阳性）；化疗后出现骨髓抑制、肺部感染、消化道出血、继发性皮质醇低下等症状，给予输血、升白细胞、升血小板等对症处理。患者因治疗效果不佳，主动出院。后因头晕乏力明显，以为命不久矣，遂前来我院就诊。

现病史：神清，精神极度疲倦，平卧在病床，头晕乏力，生活不能自主，头部及躯干布满大片皮疹，心悸，咳嗽时咳出少量白痰、无血丝，无胸闷、胸痛，无腹胀、腹泻，无发热，微恶寒，无冷汗出，无头痛，无尿频、尿痛、血尿，无耳鸣、耳聋，无口干、口苦，纳眠差，二便调。近期体重减轻10斤。

舌脉：舌淡红、苔黄厚腐，脉沉细。

辅助检查：见下表。

患者血细胞五分类数据及用血情况

时间点	白细胞总数/（×10⁹/L）	中性粒细胞比率/%	血红蛋白总数/（g/L）	血小板总数/（×10⁹/L）	用血情况
9月17日	0.78	55	69	14	2U悬浮红细胞
9月19日	1.59	78	77	15	1U血小板
9月20日	2.82	75	75	63	
9月22日	4.19	73	75	46	
9月24日	5.13	67	70	35	
9月26日	9.54	68	77	42	

西医诊断：①骨髓增生异常综合征。②化疗后骨髓抑制。③右侧乳腺浸润性导管癌术后。④肺部感染。⑤乳腺癌综合治疗后。⑥卵巢囊肿术后。⑦继发性皮质醇低下。⑧肝功能不全。

中医诊断：血劳。

证型：本虚标实、湿热毒盛、脾肾亏虚。

治疗方案：

西医治疗：安排保护性隔离。给予升白细胞、血小板对症处理。给予亚胺培南—西司他丁纳预防感染。申请1U血小板、2U悬浮红细胞输注。

中医治则：标本兼治、攻补兼施。

中药方一

治法：清热化湿、凉血解毒。
方药：三仁汤、麻黄连翘赤小豆汤合犀角地黄汤加减

焯苦杏仁	10 克	豆蔻	10 克	薏苡仁	30 克	姜厚朴	5 克
通草	10 克	淡竹叶	10 克	火炭母	20 克	广藿香	15 克
佩兰	10 克	桔梗	10 克	连翘	15 克	麻黄	5 克
桑白皮	15 克	淡豆豉	10 克	水牛角	30 克	赤芍	10 克
牡丹皮	5 克	茜草	10 克				

上方加水800毫升，煎至200毫升，饭后温服，每日1剂，共3剂。

中药方二

治法：正虚为根本，另以补中益气、补血养血、健脾益肾为法。
方药：当归补血汤、补中益气汤合六味地黄汤加减

黄芪	60 克	北柴胡	10 克	白术	10 克	炙甘草	10 克
蒸陈皮	10 克	当归	10 克	太子参	20 克	红参片	10 克
茯苓	30 克	薏苡仁	30 克	土茯苓	30 克	广藿香	15 克
佩兰	15 克						

上方加水800毫升，煎至200毫升，饭后温服，每日1剂，共3剂。

每日查房，患者精神状态日渐好转。9月22日，患者黄腐厚舌苔转为光红无苔，舌暗红稍胖大，考虑脾肾亏虚，继续以补益气血及脾肾为主，在前方

基础上加减，方药如下：

黄芪	60 克	北柴胡	5 克	白术	10 克	炙甘草	10 克
蒸陈皮	10 克	当归	20 克	太子参	20 克	红参片	10 克
茯苓	20 克	赤芍	10 克	白芍	10 克	丹参	10 克
熟地黄	10 克	山药	30 克	泽泻	10 克	牡丹皮	10 克
仙鹤草	30 克	升麻	10 克	茜草	10 克	荆芥穗	10 克

上方加水 800 毫升，煎至 200 毫升，饭后温服，每日 1 剂，共 2 剂。

患者服药后病情较前好转。停告病重、一级护理及保护性隔离，其他治疗基本同前。隔日复查血常规等指标，除入院当日输血外，其余时间未再使用血制品。9 月 28 日，患者病情稳定出院。嘱咐患者出院后忌过劳、过食，防感冒等。后随访，动态监测患者血常规，三系均稳定。

临证体会

本案患者是在被他院宣布无治疗意义，没有希望的情况下到我院接受临终治疗。无论是医护人员还是患者及其家属，都没有预料到可以痊愈。本案治疗思路如下：

（1）患者到我院时，虽神清，但精神萎靡，不能自行起床及日常活动，处于极度虚弱状态。因西医诊断清楚，治疗方案明确，故给予规范化疗，无奈患者正气亏虚，已无力承受化疗带来的后遗症，未能顺利完成化疗。因此，治疗上应以补益正气为当务之急，正所谓"正气存内，邪不可干"，尽快恢复患者体力才是根本。

经四诊合参，患者虽是正气亏虚之本，然舌苔黄厚腐，考虑久病、大病，大量使用化疗药物、抗生素、血制品，并在治疗期间出现消化道出血等症状，使其脾胃损伤、邪毒瘀热内侵，从而导致湿热毒邪内蕴。家属诉从他院接患者回家途中，患者因自觉身热，开车窗受风后出现头部及躯干布满大片红色皮疹，此症更加验证了邪毒瘀热的存在，故先以清热化湿、凉血解毒为主，予三仁汤宣上、畅中、泻下通利三焦，麻黄连翘赤小豆汤开宣肺气、清热利湿，犀角地黄汤清热凉血。患者服用 3 剂药后舌苔迅速干净，皮疹也逐渐消退，疾病正虚本质一览无余。

（2）久病、手术、化疗药物、情绪不良、精神压力大等是导致脾肾阴阳俱虚的病因，故患者精神极度疲倦，头晕乏力，纳差，舌淡红、无苔，脉沉细，体重下降明显。肾为先天之本，贮藏五脏六腑之精气。肾主骨生髓、藏精化血。《黄帝内经·灵枢·经脉》云："人始生，先成精，精成而后脑髓生……"肾精损耗，精不化血，便会出现气虚、血虚、髓海空虚等。《景岳全书》云："血者，水谷之精气也，源源而来，而实生化于脾。"中焦脾胃受纳运化饮食水谷，吸取其中的精微物质，变化而成红色血液。《脾胃论》指出："内伤脾胃，百病由生。"故补益脾肾、补益先后天之本是治疗疾病的根本。

（3）中药方二中的当归补血汤又称黄芪当归汤、芪归汤，由黄芪、当归两味药组成，黄芪用量大，为当归的6倍。黄芪甘温纯阳，功善补气固表，重用该药，取其量大力宏，以急固行将散亡之阳气，浮阳若得挽回，则诸危殆之候可缓，此即"有形之血不能速生，无形之气所当急固"之理，且其补气亦助生血之功，使阳生阴长，气旺血充。此合方中另加红参，也有此义。当归养血和营，补虚治本为臣，得黄芪生血之助，使阴血渐充。

（4）脾主运化，胃主受纳，二者同居中焦，以消化水谷，摄取精微而营养五脏六腑、四肢百骸。脾胃健运，则精力旺盛，气血充沛，故称之为"后天之本，营卫气血生化之源"。补中益气汤为补气升阳、甘温除热的代表方，临床见有脾胃虚弱，清阳不升或中气下陷，或长期发热的任何一个症状或体征，并伴有体倦乏力、面色萎黄、舌淡、脉弱等脾胃气虚征象，便可使用此方。

（5）世间万物阴与阳的关系，无论是五脏还是髓脑，体阴与用阳之间既对立相反、性质不同，又互根互用、密切联系。体阴是用阳的物质基础。脏腑只有形体本质稳定，才能保证其生理功能正常发挥，一旦形体本质受到影响或遭到破坏，其生理功能必受到伤害，导致疾病发生。用阳为体阴的生理病理表现。此案治疗使用六味地黄汤补益肾阴，未用附子、干姜、肉桂等大辛大热之品，是考虑患者久病、大病，脾肾亏虚，无体阴则不能用阳。方中以熟地黄甘温味厚之品，滋阴补肾、填精益髓，为君药。山药甘温补益脾阴而固精，脾健运则肾阴生化有源。以上三药同用，以达三阴并补之功。"古人用补，必兼泻邪，邪去则补乃得力"，为防止补药滋腻敛湿，用泽泻淡渗以宣泄肾中湿浊，牡丹皮苦寒清肝中虚热实火，茯苓甘淡渗脾家之湿。六味药酸甘淡一炉共治，三补三泻，有开有合，肝脾肾三阴并治而重在补肾，使肾阴充足，则肾阳有所附。待病情稳定，再减少温阳之品用量，以免燥热伤阴，扰动火邪。

（6）合方中加入大量仙鹤草，意在补气止血。仙鹤草苦涩平，归心、肝经，具有收敛止血、止痢、截疟、补虚的功效，适合一切血证。凡是出血，无论寒热虚实，无论哪个部位出血，都可以使用。仙鹤草又称脱力草，其补虚功效大于止血。本案患者神疲、乏力、贫血且有明显出血倾向，使用仙鹤草尤为合适。

综上所述，本案虽不具有代表性，临床可重复性差，但治疗过程值得探讨。患者得以痊愈，虽不是单纯中药治疗的效果，但中药在促使患者病情稳定顺利出院方面起到至关重要的作用。患者家属所说"自发病以来，从未有过这么久不用输血的"，以及患者全身大片皮疹快速消退，都能说明中药作用的客观存在。整体观念、辨证论治、对症用药是实现中药疗效的关键。中西医是两种诊治疾病的方式，正所谓"中医治人，西医治病"，各有千秋，殊途同归。

（孟繁甦）

"以通为用"之大柴胡汤加减治疗痰瘀互阻型勃起功能障碍案

患者王某，男，39 岁

2022 年 6 月 27 日初诊

主诉：勃起不坚不持久 1 年。
现病史：勃起不坚不持久 1 年。刻下无明显不适。
查体：体型偏胖。既往辅助检查未见特别。
舌脉：舌暗红、苔滑数，脉沉滑。
西医诊断：勃起功能障碍。
中医诊断：阳痿。
证型：痰瘀互阻。
方药：大柴胡汤加减

北柴胡	10 克	白芍	15 克	赤芍	15 克	当归	10 克
川芎	10 克	蜈蚣	2 克	淫羊藿	20 克	茯苓	20 克
薏苡仁	20 克						

上方加水 800 毫升，煎至 400 毫升，温服，每天 2 次，共 7 剂。

2022 年 8 月 4 日二诊

患者诉勃起情况好转，其他同前。
守方调整，方药如下：

北柴胡	15 克	黄芩片	10 克	法半夏	10 克	蒸枳实	10 克
赤芍	15 克	熟大黄	5 克	薏苡仁	30 克	土茯苓	50 克
土鳖虫	10 克	蒸陈皮	10 克	茯苓	20 克		

上方加水 800 毫升，煎至 400 毫升，温服，每天 2 次，共 7 剂。

嘱咐患者注意饮食结构、适当运动、调节情绪。

临证体会

勃起功能障碍是男科常见性功能障碍疾病之一，虽不危及生命，但会影响患者生活质量和家庭。勃起功能障碍可能发生在各个年龄阶段。对于某些类型的勃起功能障碍，中医要着眼于整体观念，寻找导致勃起功能障碍的内在原因，通过辨证论治，往往可以达到满意疗效。赖海标教授经常诊治来自全国各地的勃起功能障碍患者，其在排除器质性问题后，通过中医药内外治疗相结合，取效颇佳。以下主要分析赖海标教授"以通为用"治疗痰瘀互阻型勃起功能障碍的临床经验。

勃起功能障碍（Erectile Dysfunction，ED）是指阴茎持续不能达到或维持足够的勃起硬度以完成满意的性生活，病程在 3 个月以上。[①] 世界各地均有关于勃起功能障碍的流行病学调查。我国流行病学调查显示，勃起功能障碍总发病率为 26.1%，40 岁以上发病率约 40%。[②] 美国马萨诸塞州的一项相关调查显示，勃起功能障碍发病率为（52±1.3）%。[③] 勃起功能障碍的发病率逐渐年轻化，是值得社会关注的一大问题。

男性勃起功能障碍的病因多种多样，发病机制也极其复杂。勃起功能障碍的西医治疗手段包括基础治疗、药物治疗、物理治疗以及手术治疗，其中，基础治疗主要包括改善生活、基础疾病治疗以及心理治疗等。尽管西医治疗勃起功能障碍的手段较多，但临床效果往往并不理想。在现代医学的"生物—心理—社会医学"模式下，治疗勃起功能障碍更要注重心因方法的干预。中医药在治疗勃起功能障碍方面有其优势。中医学虽无"勃起功能障碍"这一病名，但相关论述最早可以追溯到先秦时期，将其称为"不起"，其后还有"阴痿""筋痿""阴器不用"等病名。金元以前，大多数人认为阳痿与肾虚有关，因此治疗上以补肾为主，考虑与当时生活环境有关；金元以后，明清以来，则从多因角度认识阳痿，治疗上采用补泻结合的方法。[④]

随着现代生活方式的改变，很多中青年男性不注意生活方式，饮食不节

① 北京中医药学会男科疾病专家共识组. 勃起功能障碍中西医融合药物治疗专家共识. 中国男科学杂志，2021，35（4）：59 – 62.

② 李宏军. 男科诊疗常规. 北京：中国医药科技出版社，2016：37 – 38.

③ DERBY C A, ARAUJO A B, JOHANNES C B, et al. Measurement of erectile dysfunction in popula-tion-based studies：the use of a single question self-assessment in the Massachusetts Male Aging Study. International journal of impotence research，2000，12（4）：197 – 204.

④ 徐福松，章茂森，赵伟. 中医药防治勃起功能障碍研究进展述评. 江苏中医药，2019，51（5）：1 – 5.

制，烟酒无度，加之喜食肥甘厚腻，又有熬夜等习惯，造成痰浊内阻，湿热阻塞中焦，久之筋脉不通，下干宗筋导致阳痿。因阳痿通过症状很容易诊断，这就造成很多患者自我诊断后认为肾虚是病因，随意进食补品，继而痰浊瘀血内生，导致病情更为复杂。赖海标教授强调阳痿的治疗要以辨证论治为基础。本案患者以勃起不坚不持久为主诉入院，刻下并无明显不适。赖海标教授在临床上遇到这种"无证可辨"的情况时会从体质入手。患者体型偏胖，平时饮食不注意，喜食辛辣肥腻之品，加之舌暗红、苔滑数，考虑为少阳阳明合病，故以大柴胡汤清阳明热为主，兼以利湿。患者服药 7 剂后复诊，诉勃起情况好转，故守方调整。勃起功能障碍治疗，并非简单使用西药可治愈，在治疗过程中要关注患者体质，对症下药。同时，要进行心理方面的干预，结合患者的生活、工作环境，身心同治，必要时还应夫妻同治，采用多维度综合治疗方案，以达到理想的治疗效果。

（赖海标医案　孟繁甦整理）

妇 科

当归芍药散加减治疗月经过少案

患者梁某，女，27 岁

2021 年 12 月 10 日初诊

主诉：月经量逐渐减少 6 个月。

现病史：患者在 6 个月前无明显诱因出现月经量逐渐减少（仅用护垫），无痛经，月经周期正常。来月经前乳房胀痛。食欲差。大便每 2 ~ 3 天一次（多吃素食）。心情郁闷，容易生闷气。长期熬夜。末次月经起始于 2022 年 12 月 6 日。

既往史：他院检查已排除甲亢。

舌脉：舌淡红、苔薄白，脉沉细弱。

中医诊断：月经过少。

证型：肝郁脾虚。

治法：疏肝理脾、补益肝肾。

方药：当归芍药散加减

当归	10 克	白芍	20 克	茯苓	15 克
白术	15 克	川芎	10 克	党参	15 克
盐菟丝子	15 克	制何首乌	10 克	北柴胡	10 克
薄荷_{后下}	5 克	合欢皮	10 克		

薄荷^{后下} 5 克　合欢皮 10 克

上方加水 800 毫升，煎至 400 毫升，温服，每天 2 次，共 7 剂。

2021 年 12 月 17 日二诊

患者诉服药后无特殊。

方药：前方去制何首乌，加枸杞子 10 克、盐补骨脂 15 克。煎服法同前，共 7 剂。

2022 年 1 月 21 日三诊

患者诉本次月经量增加，较满意。无痛经。来月经前乳房胀痛。最近纳可。

方药：前方微调整。

临证体会

当归芍药散在《金匮要略》中共出现两处。《妇人妊娠病脉证并治》第 5 条云：妇人怀妊，腹中㽲痛，当归芍药散主之。"《妇人杂病脉证并治》第 17 条云："妇人腹中诸疾痛，当归芍药散主之。" 当归芍药散共六味药：当归三两、芍药一斤、芎䓖半斤（一作三两）、茯苓四两、白术四两、泽泻半斤。由以上记载可知，当归芍药散是治疗妇人腹痛方。从组成来看，腹痛并非单一指征。原文对病症陈述简单，㽲痛有腹中急痛与缓痛之别，尤以腹中急痛多见。《金匮要略·脏腑经络先后病脉证》曰："见肝之病，知肝传脾，当先实脾，四季脾旺不受邪，即勿补之。中工不晓相传，见肝之病，不解实脾，惟治肝也。" 从组成来看，当归芍药散包含三味"血分药"和三味"水分药"，除了可治妇人腹痛外，还可用治肝郁、脾虚、血瘀、水停诸症。后世逍遥散、丹栀逍遥散等都是由此方化裁而来，根据组分含量不同，作用各有侧重。

月经过少是指月经周期基本正常，月经量明显减少，甚至点滴即净；或经期缩短至不足 2 天，经量亦少。此证多由卵巢储备功能不足、卵巢功能早衰等造成，若不及时治疗，可发展为闭经。在中医妇科学中，将月经过少的病因、病机分为肾虚、血虚、血瘀、痰湿、肝郁等因素，临床上多是两个或两个以上证型共同致病。本案患者以月经量逐渐减少为主诉前来就诊。从来月经前乳房胀痛、心情郁闷、容易生闷气、纳差可以判断，患者肝郁日久导致气机不畅，故肝经所过部位乳房胀痛，易生闷气。肝旺克脾土，则脾失健运，出现食欲减退。舌淡红、苔薄白，脉沉细弱，为肝郁脾虚之舌脉象。因此本案治疗以当归芍药散为主方。加北柴胡、薄荷、合欢皮重于疏肝，调达肝气。"乙癸同源，肾肝同治"之说由明代医家李中梓提出，"肝肾同源"思想在中医妇科理法方药中具有重要意义。肝主疏泄，肾司闭藏，肝藏血，肾藏精，肾精需依赖肝血的滋养，肝血需依赖肾精的充养，肾精可以生化肝血，肝血可以滋养肾精，精血互生，肾精肝血，一荣俱荣，一损俱损。现代人经常出现过度劳累、熬夜等情况，损伤肾气。加盐菟丝子、枸杞子平补肝肾，有五子衍宗丸之义；加制何首乌以养肝血。经过调理后，患者月经量明显增加，达到满意效果。嘱咐患者平素注意调畅情志，防止肝郁伤及脾肾，使气血精津生化乏源，进而发展为月经过少甚至闭经。

（孟繁甦）

当归芍药散合五子衍宗丸加减
治疗月经过少案

患者陈某，女，30岁

2021年10月20日初诊

主诉：月经量少1年余。

现病史：患者在1年多前无明显诱因出现月经量逐渐减少，现约为1天量，有拖尾，无痛经，周期正常。体瘦，平素易腰酸，怕冷，小腹及臀部肤冷，性情急躁，多梦。

舌脉：舌稍红、有齿痕、苔薄，脉沉弱。

中医诊断：月经不调。

证型：脾肾气虚、血虚肝郁。

治法：疏肝健脾，益肾活血。

方药：当归芍药散合五子衍宗丸加减

当归	10克	白芍	10克	川芎	10克	茯苓	15克
白术	10克	党参	10克	盐菟丝子	15克	枸杞子	10克
五味子	5克	覆盆子	15克	熟地黄	15克	山茱萸	10克
山药	30克	桑叶	10克	菊花	10克		

上方加水800毫升，煎至400毫升，温服，每天2次，共7剂。

2021年10月29日二诊

患者诉大便不成形，月经未来潮。

舌脉：舌稍红、有齿痕、苔薄，脉沉弱。

方药：前方去桑叶、菊花，加酒黄精15克以补气健脾益肾。

2021 年 11 月 17 日三诊

患者诉月经量较前增多，腰酸明显减轻，怕冷、小腹及臀部肤冷等症状已不明显，但性情较前急躁、梦多。

方药：二诊方加龙骨、牡蛎各 30 克。

2021 年 12 月 1 日四诊

因患者诸症皆有改善，续三诊方。

2021 年 12 月 15 日五诊

患者诉月经提前 3 天来潮，经量增多，来月经前无怕冷，无血块，无痛经，无小腹及臀部肤冷；性情稳定，纳可，大便成形。排卵期小腹胀、气胀，追问病史，既往一概如此。

舌脉：舌淡红、有齿痕、苔薄，脉沉弱。

调整方药如下：

当归	10 克	白芍	10 克	川芎	10 克	茯苓	15 克
白术	10 克	党参	10 克	盐菟丝子	15 克	枸杞子	10 克
五味子	5 克	覆盆子	15 克	山药	30 克	小茴香	15 克
乌药	15 克	桑寄生	25 克	续断	15 克		

水煎温服，每天 1 剂，共 7 剂。

临证体会

女性月经与肝脾肾关系密切。月经不调责之寒凝、气滞、血瘀、热结等，或一种因素致病，或多种因素合而致病。《诸病源候论》云："若寒温乖适，经脉则虚，有风冷乘之，邪搏于血，或寒或温，寒则血结，温则血消，故月水乍多乍少，为不调也。"《妇科玉尺》中也说，经水不通、不调，不出虚热痰气四症。月经量少是临床常见妇科病之一，指月经周期基本正常，经量明显减少，甚或点滴即净；或经期缩至不足 2 天，经量亦少。

当归芍药散源于张仲景《金匮要略·妇人杂病脉证并治》谓："妇人腹中诸疾痛，当归芍药散主之。"结合舌脉象和临床症状来看，辨为脾肾气虚、血虚肝郁。肝失疏泄，气机不畅，故见性情急躁，多梦，小腹胀、气胀；脾气虚弱，气血乏源，故脉道不充，月经量少、拖尾；土亏不能荣木，木郁不能疏土，肝脾不和，互相影响。平素易腰酸，怕冷，且以小腹及臀部肤冷为主，考虑肾虚精亏所致。方中当归、川芎、白芍养肝体，益肝用；党参、白术、茯苓健脾益气；佐以菊花、桑叶疏肝降火；合用五子衍宗丸平补肝肾，其中菟丝子温肾壮阳，枸杞填精补血，五味子补中寓涩、敛肺补肾，覆盆子、山茱萸固精益肾，山药健脾补肾。

二诊时，因患者大便不成形，考虑可能与桑叶、菊花过凉有关，故去桑叶、菊花，加酒黄精加强健脾益肾之功，服后大便成形；三诊时，因患者月经量较前增多，且只有月经第一天有腰酸，无怕冷、小腹及臀部肤冷等症状，但性情较前急躁、梦多，故加龙骨、牡蛎以潜阳镇静安神；四诊时，因患者诸症皆有改善，故续三诊方；五诊时，因患者诸症皆较前明显好转，但腹胀、气胀症状明显，考虑下焦阳虚寒凝气滞所致，故在前方基础上加小茴香、乌药、桑寄生、续断以行气止痛、温肾散寒。

（孟繁甦医案　陈冰冰整理）

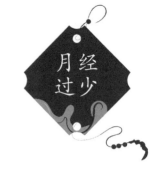

少腹逐瘀汤加减治疗月经过少案

患者陈某，女，37 岁

2021 年 10 月 13 日初诊

主诉：月经量少半年、停经 2 个月。

现病史：月经量少半年，停经 2 个月，无生育要求。脾气较前暴躁，怕冷，小腹环腰冷，大便黏，小便正常。

舌脉：舌淡红稍胖大、苔薄白，脉弦滑数。

西医诊断：卵巢功能早衰？

中医诊断：月经过少。

证型：寒凝经络。

治法：活血祛瘀，温经止痛。

方药：少腹逐瘀汤加减

小茴香	10 克	干姜	10 克	醋延胡索	10 克
醋没药	5 克	当归	10 克	川芎	10 克
赤芍	10 克	熟地黄	25 克	炒白芍	10 克
盐菟丝子	30 克	鹿角霜	10 克	黑顺片^{先煎}	10 克
枸杞子	10 克	乌药	15 克		

上方加水 800 毫升，煎至 100 毫升，温服，每天 2 次，共 7 剂。

2021 年 10 月 20 日二诊

患者诉已经开始有白带，月经未至，其他变化不大。

舌脉：舌淡红稍胖大、苔薄白，脉弦滑数。

方药：考虑患者已有白带，守前方加瞿麦以增破血通经之功。煎服法同前，共 7 剂。

2021 年 10 月 27 日三诊

患者前两次就诊，服用少腹逐瘀汤加减方后自觉有月经将至之感，然而月经并未如常而至。已经开始有白带。

舌脉：舌淡红稍胖大、苔薄，脉弦滑数。

辅助检查：抗米勒管激素：0.07ng/mL。性激素 6 项：孕酮：1.81mmol/L；催乳素：160.9uLU/mL；促卵泡激素：5.85mIU/mL；促黄体激素：5.4mL；睾酮：0.98nmol/L；雌二醇：970.7pmol/L。

治法：燥湿化痰，疏通气机。

方药：苍附导痰丸加减

泡苍术	15 克	醋香附	15 克	胆南星	20 克
川芎	15 克	制枳壳	15 克	茯苓	20 克
法半夏	15 克	六神曲	10 克	桃仁	10 克
当归	20 克	盐菟丝子	30 克	盐补骨脂	10 克
鹿角霜	10 克				

上方加水 800 毫升，煎至 400 毫升，温服，每天 2 次，共 7 剂。

2021 年 11 月 3 日四诊

患者诉月经已至，小腹怕冷、大便黏好转，睡眠已经改善、基本正常。末次月经起始于 2022 年 10 月 29 日。本次经期无痛经，烦躁的情绪在服药后有所好转。

舌脉：舌淡红稍胖大、苔薄，脉弦滑数。

继续予少腹逐瘀汤加减方收效。

临证体会

月经过少是指月经周期正常，月经量明显减少，或行经时间不足 2 天，甚或点滴即净，古籍称之为"经水涩少""经水少""经量过少"。对于月经过少的病因、病机，可从虚实来分：虚多因精亏血少，冲任气血不足，以肝肾虚、气血虚等多见；实则因冲任气血不畅，血海满溢不多，以寒凝、气滞、血瘀、痰浊等多见。《血证论·吐血》云："气为血之帅，血随之而营运；血为气之守，气得之而静谧，气结则血凝……"气为血之帅，血液的运行有赖于气的推动作用，气机郁滞，则为血瘀。导致血瘀的原因有很多，如寒、热、虚等。很多女性平素不注意饮食，过食寒凉、冰冻食物造成阴寒内盛，寒凝则血瘀，不通则痛，故发为小腹痛。《医林改错·膈下逐瘀汤所治之症目》曰："血受寒则凝结成块，血受热则煎熬成块……血块当发烧。"关于治疗，《医林改错》记载："小茴香七粒炒，干姜二分炒，元胡一钱，没药一钱炒，当归三钱，川芎一钱，官桂一钱，赤芍二钱，蒲黄三钱，生灵脂二钱炒，水煎服。"方中当归、赤芍、川芎养血活血、化瘀调经。当归为阴中之阳药，川芎辛温，是血中之气药，二药合用能活血散瘀、行气止痛；赤芍活血凉血，清血中之热，祛瘀止痛，与当归相合，具有养血活血、行气通瘀调经的作用。五灵脂"气味俱厚，阴中之阴"，通利血脉，散瘀止痛，生用重在活血祛瘀；蒲黄、五灵脂合为失笑散，能活血祛瘀、散结止痛。元胡为气中血药，行气活血，气行则血亦行；没药重在活血化瘀、散血止痛；肉桂善补命门之火，温经通脉，益火消阴，散寒止痛；小茴香、干姜能温中散寒止痛。全方共奏温经散寒、行气活血止痛之功。

本案患者既往食冷较多，遂逐渐出现月经减少，直至停经。寒凝血瘀为其根本。故初诊方以少腹逐瘀汤为主。二诊、三诊时虽月经未至，但有将至的感觉。考虑患者体态稍丰满，加之寒为阴性，阻碍气机，影响水液代谢，聚湿生痰，故三诊方为苍附导痰丸加减。《叶天士女科全书》论及治疗形肥痰盛经闭之女子无子者时提到苍附导痰丸，组方包括苍术、香附、半夏、茯苓、陈皮、南星、制枳壳、甘草、生姜。苍术气味芳香，辛苦温，功在健脾燥湿；香附入肝经，能平肝气、散肝郁，且能入血分，有"血中气药"之名；陈皮辛苦温，理气健脾、燥湿化痰；胆南星豁痰消脂力猛；半夏辛温燥，为治疗痰湿之要药；茯苓甘淡，益气健脾燥湿；制枳壳理气消胀、开胸宽肠、行痰散结；生姜散寒化痰；甘草调和诸药且能解毒。三诊时以苍附导痰丸加减方燥湿化痰，助力少腹逐瘀汤，患者服药后月经至，且诸症好转，烦躁的情绪得到缓解。

（孟繁甦医案　陈冰冰整理）

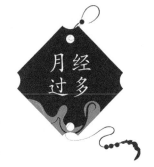

四草汤加减治疗产后气短并月经过多案

患者欧某，女，35岁

2022年6月17日初诊

主诉：剖宫产后气短1年、月经过多2月余。

现病史：患者在1年前行剖宫产手术，术后出现气短，2个多月前无明显诱因出现月经过多。气短乏力，昏沉，健忘，睡眠浅、易醒，醒后困倦，纳可，大便偏烂臭秽。近两次月经量特别多（较生育前明显增多），色红，有较多大血块。比平素经期提前5~6天。末次月经起始于2022年6月15日。

舌脉：舌暗红、苔薄白，左沉右弦滑。

西医诊断：月经过多、剖宫产后。

中医诊断：月经过多。

证型：热迫血行。

治法：清热凉血，祛瘀止血。

方药：四草汤加减

马鞭草	10克	鹿衔草	10克	茜草	10克
四制益母草	5克	大蓟	10克	五灵脂	10克
炒蒲黄	10克	续断片	10克	泽兰	10克
茯苓	20克	仙鹤草	30克	赤芍	5克

上方加水800毫升，煎至100毫升，温服，每天2次，共3剂。

2022年6月21日二诊

患者诉服药后月经血块明显减少，服用2剂后月经已停。气短减轻，纳可，大便明显好转。口干好转。

舌脉基本同前。

方药调整如下：

白芍	10 克	熟地黄	15 克	山茱萸	25 克	山药	10 克
茯苓	10 克	党参	5 克	墨旱莲	10 克	盐女贞子	10 克
木香^{后下}	10 克	砂仁^{后下}	5 克	净山楂	10 克	茜草	5 克

木香[后下] 10 克　砂仁[后下] 5 克　净山楂 10 克　茜草 5 克

上方加水 800 毫升，煎至 400 毫升，温服，每天 2 次，共 7 剂。

2022 年 6 月 29 日三诊

患者诉已无出血。气短乏力、口干较前好转。末次月经起始于 2022 年 6 月 15 日。另补诉产后曾用大量参、花椒、姜等进行食补。

舌脉：舌淡嫩红、苔薄白，左脉沉细。

治法：补益肺脾。

方药：参苓白术散加减

莲子心	5 克	薏苡仁	20 克	砂仁[后下]	5 克	桔梗	10 克
白扁豆	10 克	茯苓	10 克	甘草片	5 克	白术	10 克
山药	10 克	太子参	10 克				

上方加水 800 毫升，煎至 400 毫升，温服，每天 2 次，共 7 剂。

临证体会

月经过多是指周期、经期基本正常，但月经量较正常明显增多，或每次经行总量超过 80 毫升，亦称经水过多、月水过多。"月经过多"之名最早见于汉代《金匮要略》，称"月水来过多"。后至晋代，王叔和《脉经》将月经过多称为"经下反多"。隋代巢元方《诸病源候论》称"月经乍多"。金元之前的医家多将月经量乍多乍少、周期时先时后统称为"月经不调"或"经候不调"。金代刘完素在《黄帝素问宣明论方》中首次将"月水过多"作为病名单独列出。元代朱丹溪《丹溪心法》将月经过多的病机分为血热、痰多、血虚，奠定了月经过多辨证论治的基础。临床上应从经色、经质、脉证进行辨证，辨别虚、实、寒、热。各文献总结月经过多的病因、病机多而杂，大致可概括为气虚不摄、血虚不固、血热妄行、虚寒不摄、情志内伤、痰湿阻滞；也有将月经过多分为气血亏虚型、肝肾阴虚型、血热型。治疗上以益肾补气、止血活血、凉血疏肝、健脾补阳为原则。

本案患者因产后气短、月经过多曾在他院就诊。前医因患者近期表现为月经量明显增多，且伴有大血块，故使用地黄、玉竹、石斛等滋阴清热药物及地榆炭、血余炭、棕榈炭等收涩之品，但未见效。患者产后气短、伴有月经多，采用滋阴清热之法确是治疗方案之一，但缘何无效，值得分析。经详细询问病情得知，患者有气短乏力、昏沉、健忘等症状，大便偏烂且臭秽异常。舌暗红、苔薄白、脉左沉右弦滑，考虑虽有产后虚证，然当下以标实为主，热扰血室是标，故采用"急则治其标"方案，先以清热凉血止血祛瘀为主，以四草汤加减治疗。方中马鞭草清热解毒、活血化瘀，鹿衔草收敛止血，茜草活血化瘀、凉血止血，四制益母草苦辛微寒，四药合用，能清热凉血活血、祛瘀止血。五灵脂、蒲黄合为失笑散，能加强化瘀生新之功。大蓟能加强清热凉血止血之功。仙鹤草能止血，且有补益之功。续断能补肝肾、行血脉。泽兰能活血化瘀，且能利水。全方合用，有凉血止血、化瘀生新不留瘀之功。

因患者苦于月经不能止血，已心有余悸，故初诊方仅给予3剂中药，嘱服药后复诊。二诊时，因患者诉服药2剂后月经已停，其他症状也随之改善，故转方以滋阴清热，兼顾凉血止血，防止过用苦寒之品伤及正气。三诊时，因患者已好转，故以调补肺脾为主。值得一提的是，患者补诉因自觉产后乏力、体虚，曾用大量参、花椒、姜等进行食补。至此患者产后月经过多的病因、病机一目了然。

"塞流、澄源、复旧"原为"治崩三法"，明代方约之《丹溪心法附余》有言："治崩次第，初用止血以塞其流，中用清热凉血以澄其源，末用补血以复其旧。"实际上凡妇科血证，都可借鉴此治疗法则。初起澄源，是观脏腑、审阴阳、辨寒热，求因论治，摄血止崩。而塞流需澄源，澄源当固本。三个阶段不能截然分开，临证时若能灵活运用，可获满意疗效。

（孟繁甦）

健脾益肾法治疗绝经前后崩漏案

患者王某，女，47岁

2022年5月10日初诊

主诉：月经量多持续10余天。

现病史：末次月经起始于2022年4月27日，量多，至今未尽，伴有腰酸。

舌脉：舌淡暗红、苔黄白稍腻，脉沉细。

既往史：月经周期规律。痛经明显，影响日常生活及工作。经中药调理后痛经已明显减轻，大血块也明显减少。

西医诊断：月经过多。

中医诊断：崩漏。

证型：脾肾两虚。

治法：以补益脾肾、益气养阴为主，兼以止血。

方药：二稳汤加减

续断片	10克	制何首乌	10克	党参	10克	白术	10克
熟地黄	20克	棕榈炭	15克	炙甘草	10克	桑寄生	25克
赤石脂	20克	岗稔	50克	仙鹤草	15克		

上方加水800毫升，煎至400毫升，温服，每天2次，共7剂。

2022年5月17日二诊

患者诉服药2剂后月经便停止，后续5剂也已服用。

结合患者月经周期，拟方再以补益肝肾为主。嘱咐患者平时注意调补，尤其在经后多食枸杞、阿胶、大枣、元肉等，通过"药食同源"的方法填补肾精。

临证体会

岭南罗氏妇科流派发源于清末，创始人罗棣华以儒通医。罗元恺教授是罗氏妇科流派的第二代传人。罗老重视经典，推崇张景岳、陈自明的学术观点，着眼于调经、助孕、种子、安胎等，提出补肾以调经、补肾以种子、补肾以安胎，重视脾肾气血等学术观点。他系统总结了中医妇科学基础理论，彰显《黄帝内经》肾上生殖理论，提出"肾气—天癸—冲任—胞宫"轴，认为此轴是女性生殖功能和性周期调节的核心。冲任、胞宫是妇科病之病所，脏腑气血的异常失调，必然导致冲任失调，或直接损伤冲任，才会出现经、带、胎、产诸疾，是为妇科病机的主要特点。肾阴肾阳的偏盛偏虚导致阴阳失调，是疾病发生发展的关键。

根据罗老的学术观点，凡是月经不调、崩漏、闭经、更年期综合征等，都可考虑补肾法。《景岳全书·妇人规》曰："妇人于四旬外，经期将断之年，多有渐见阻隔，经期不至者。当此之际，最宜防察。若果气血和平，素无他疾，此固渐止而然，无足虑也。若素多忧郁不调之患，而见此过期阻隔，便有崩决之兆。"罗老指出，妇人更年期多出现月经失调，最怕出现月经过多、崩漏等。此案的病情特点为：①中年女性；②既往月经规律，痛经明显；③本次月经过多，且淋漓不尽，伴血块。考虑患者年近七七，既往劳累等因素造成脾肾亏虚，尤以肾气亏虚为本，故以熟地黄、制何首乌补益肝肾、养血滋阴；续断、桑寄生补脾肾、行血脉；党参、白术、炙甘草益气健脾；棕榈炭、赤石脂、仙鹤草收敛止血；岗稔补血养血、止血止痛。岗稔是桃金娘科植物桃金娘的根，性味甘、涩、平，是罗老治疗崩漏等出血多病证的常用药物之一，也是罗老的二稔汤主药之一。

本案治疗思路是依据罗老治疗月经过多之法。他认为，月经过多一般是肾气亏虚，失于封藏而冲任不固所致，应固涩肾气而安冲。二稔汤治疗月经过多有较好效果，故通过补益脾肾之二稔汤加减治疗后，止血迅速。张锡纯之安冲汤也可用于治疗月经过多，从组方来看，二稔汤加减方的补益肾气、固涩止血效果更佳。

（孟繁甦）

崩漏

温补脾肾法治疗崩漏案

患者邱某某，女，35 岁（医院职工）

2020 年 9 月 23 日初诊

主诉：月经淋漓不尽 2 月余。

现病史：患者无明显诱因出现月经周期不规律半年，近两个月月经淋漓不尽。末次月经起始于 2020 年 7 月 20 日，持续至 8 月 20 日。服用黄体酮后，9 月 12 日经停。平时稍怕冷，纳可，大便正常。

舌脉：舌淡红、苔薄，脉沉细弱。

辅助检查：在他院行子宫附件彩超提示无异常。

西医诊断：子宫异常出血。

中医诊断：崩漏。

证型：脾肾虚。

治法：补益肝肾。

方药：

熟地黄	20 克	续断片	15 克	盐菟丝子	30 克
制何首乌	30 克	黄芪	20 克	白术	15 克
山茱萸	15 克	炙甘草	10 克	党参	15 克
荆芥穗^{后下}	10 克	佩兰	10 克		

荆芥穗^{后下} 10 克

上方加水 800 毫升，煎至 400 毫升，温服，每天 2 次，共 7 剂。

2020 年 9 月 30 日二诊

患者诉无异常出血，服药后怕冷减轻（手脚明显）。纳可，大便正常。

舌脉：舌淡红偏暗、苔薄，脉沉细弱。

方药：守方调整，前方加当归、川芎、枸杞子、淫羊藿各 10 克。煎服法同前，共 7 剂。

2020 年 10 月 13 日三诊

患者诉本次月经暗红，无血块，量少，无痛经。白带正常。眼干涩。末次月经起始于 2020 年 10 月 12 日。

舌脉：舌淡红、苔薄白，脉滑。

继续以补益肝肾为治法，方药如下：

续断片	10 克	桑寄生	20 克	盐菟丝子	15 克	枸杞子	15 克
鸡血藤	25 克	熟地黄	15 克	山药	25 克	山茱萸	15 克
菊花	25 克						

上方加水 800 毫升，煎至 400 毫升，温服，每天 2 次，共 5 剂。

2020 年 10 月 22 日四诊、11 月 12 日五诊、11 月 19 日六诊微调方药。

2020 年 11 月 26 日七诊

患者诉总体感觉好转。治疗仍以补益肝肾为主，方药如下：

熟地黄	25 克	枸杞子	15 克	炙甘草	10 克
山药	25 克	盐杜仲	10 克	山茱萸	10 克
盐菟丝子	30 克	制何首乌	10 克	党参	10 克
白术	10 克	盐女贞子	15 克	墨旱莲	15 克

上方加水 800 毫升，煎至 400 毫升，温服，每天 2 次，共 7 剂。

2020 年 12 月 4 日八诊

患者诉月经周期准。怕冷明显好转，脚暖。胃口好，睡眠可，二便调。

舌脉：舌淡、苔白腻，脉细数。

方药：

熟地黄	25 克	山茱萸	15 克	茯苓	10 克	枸杞子	15 克
炙甘草	10 克	山药	25 克	当归	10 克	白芍	10 克
制何首乌	10 克	鸡血藤	30 克	淫羊藿	5 克	艾叶	10 克
麸炒白术	15 克	党参	10 克				

上方加水 800 毫升，煎至 400 毫升，温服，每天 2 次，共 7 剂。

后续治疗基本以此法为主。后随访，患者月经周期、经期均正常，自觉身体状态好转。嘱咐患者注意保暖、禁生冷，适当加强运动。

临证体会

本案患者子宫异常出血，行相关妇科检查未见异常，考虑无排卵型功能失调性子宫出血。

肾为冲任之本，《傅青主女科·调经》有"夫经水出诸肾"，且妇人以血为本，气血之根在于肾，故治疗以补肾为主。脾为后天之本，气血生化之源。本案治疗通过后天健运生化气血以养先天，补肾健脾，益气养血调冲任，拟方以熟地黄、山茱萸、续断、盐菟丝子补益肝肾，黄芪、白术、党参、炙甘草益气健脾，酌加制何首乌补益肝血止血，荆芥穗止血。因本地气候潮湿，故加佩兰醒脾益气。首方取效后，后续治疗以补益肝肾为主。经调理后，随访两年，患者月经基本正常。

崩漏是指经血非时而下、暴下不止或淋漓不尽。崩与漏有出血量多少及病势急缓的不同，前者出血量多而势急，又称崩中、血崩、经崩等，后者出血量少而势缓，又称漏下、血漏、经漏等。临床上崩与漏可单独发生，亦常交替出现及相互转化，故概称崩漏。治疗原则为"急则治其标，缓则治其本"，临床上遵循"塞流、澄源、复旧"治崩三法。《景岳全书·妇人规》云："暴崩者，其来骤，其治亦易；久崩者，其患深，其治亦难。"就疗效方面，止血塞源易，调经复旧难，调经复旧是崩漏治疗的难点及关键，且往往治疗时间较长。本案治疗是依据岭南罗氏妇科流派治疗妇科病的思想。罗氏妇科流派是岭南医学的分支流派之一，发源于清末广府地区，至今已传承四代，流传百年。该流派以第二代传人罗元恺教授为代表性医家。罗老根据《黄帝内经》条文，首先提出"肾气—天癸—冲任—胞宫"轴理论。他认为这是女性生殖功能与性周期调节的核心，并在这一理论基础上，针对岭南地区的地理气候和岭南人的体质特点，形成了具有罗氏妇科特色的调经、助孕、安胎一脉相承的基本思路。肾主生殖，为先天之本；脾主运化，为后天之本。岭南多湿，易损脾阳，因此罗老强调妇科病治疗尤其需要注重脾胃，顾护后天之本，从而实现脾肾并重，先天与后天兼顾。补肾健脾法是妇科常用治疗方法。

（孟繁甦）

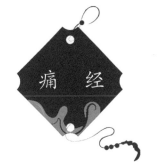

少腹逐瘀汤加减治疗原发性痛经案

患者陆某，女，30 岁

2022 年 8 月 12 日初诊

主诉：痛经 10 多年。

现病史：月经周期推迟 3~5 天、量少、持续 6 天。痛经非常明显。第三、四天会排出肉性小血块。末次月经起始于 2022 年 8 月 12 日。怕冷，难入睡。倒班时大便不顺畅，有时黏腻。近几年很少食冷。

舌脉：舌稍红、苔白腻，脉沉滑缓。

西医诊断：原发性痛经。

中医诊断：痛经。

证型：寒凝。

方药：少腹逐瘀汤加减

五灵脂	10 克	泽兰	10 克	四制益母草	10 克
艾叶	10 克	茯苓	10 克	川牛膝	10 克
续断片	10 克	丹参	10 克	燀桃仁	10 克
醋莪术	5 克	盐杜仲	10 克	三七粉^{冲服}	3 克

上方加水 800 毫升，煎至 400 毫升，温服，每天 2 次，共 6 剂。

2022 年 8 月 31 日二诊

因首次用药月经期已过，本次以调理痛经为主。

舌脉：舌稍红、苔薄白，脉沉细数。

治以温经散寒、活血化瘀为主，方拟少腹逐瘀汤加减，方药如下：

小茴香	5 克	干姜	5 克	醋延胡索	10 克
醋没药	10 克	当归	10 克	川芎	10 克
肉桂^{后下}	3 克	赤芍	10 克	生蒲黄^{包煎}	10 克
五灵脂^{包煎}	10 克	续断片	10 克	鹿角霜	10 克
盐菟丝子	10 克	酒黄精	10 克	盐女贞子	15 克

上方加水 800 毫升，煎至 400 毫升，温服，每天 2 次，共 7 剂。

2022 年 9 月 9 日三诊

继续以调理痛经为主，微调方药如下：

小茴香	5 克	干姜	5 克	醋延胡索	10 克
醋没药	10 克	赤芍	10 克	生蒲黄^{包煎}	10 克
五灵脂^{包煎}	10 克	续断片	10 克	盐菟丝子	10 克
丹参	15 克	泽兰	15 克	醋莪术	10 克
桑寄生	15 克	四制益母草	15 克	白芍	15 克

上方加水 800 毫升，煎至 400 毫升，温服，每天 2 次，共 6 剂。

2022 年 9 月 15 日四诊

患者诉本次月经推迟 2 天，量少，痛经明显减少，有暗红色微小血块。怕冷减轻。末次月经起始于 2022 年 9 月 14 日。

舌脉：舌稍红、苔薄白，脉沉滑缓。

方药：

小茴香	5 克	干姜	5 克	醋没药	10 克
赤芍	10 克	生蒲黄^{包煎}	10 克	五灵脂^{包煎}	10 克
续断片	10 克	泽兰	15 克	醋莪术	5 克
桑寄生	15 克	四制益母草	15 克	茜草	15 克
艾叶	10 克	仙鹤草	15 克		

上方加水 800 毫升，煎至 400 毫升，温服，每天 2 次，共 5 剂。

后随访，患者诉痛经基本消失，来月经时有轻微腹痛，不再使用止痛药。

嘱咐患者经前一周服药，平时注意保暖、禁冷饮，加强锻炼，避免熬夜。

临证体会

痛经最早见于《金匮要略·妇人杂病脉证并治》："带下，经水不利，少腹满痛，经一月再见……"《诸病源候论》"妇人月水来腹痛者，由劳伤血气，以致体虚，受风冷之气，客于胞络，损冲、任之脉……其经血虚，受风冷，故月水将下之际，血气动于风冷，风冷与血气相击，故令痛也"，提示妇女经行腹痛因风寒客于冲任之脉而起。宋代医家陈自明指出，"寒气客于血室"导致痛经。《沈氏女科辑要笺正》"经前腹痛无非厥阴气滞，络脉不疏"，提示气滞为痛经的重要病因。明末清初医家傅青主认为，痛经的主要病因为肾虚、肝郁、湿热及寒湿。明代医家张景岳则认为："经行腹痛，证有虚实。实者，或因寒滞，或因血滞，或因气滞，或因热滞；虚者，有因血虚，有因气虚。"

临证可知，痛经的发生与冲任、胞宫的周期性生理变化密切相关，痛经可发生在月经前、中、后及月经结束后一段时间，多发于青中年女性。痛经分为原发性痛经和继发性痛经两类。前者又称功能性痛经，针对生殖器官无明显器质性病变者；后者多继发于生殖器官某些器质性病变，如盆腔子宫内膜异位症、子宫腺肌症、慢性盆腔炎等。中药治疗对于原发性痛经效果较好。病机在于邪气内伏或精血亏虚，经期前后冲任二脉气血骤然变化，导致胞宫气机不畅，"不通则痛"；或冲任、胞宫失于濡养，"不荣则痛"，故使痛经发作。现代社会，很多女性平时不注意生活调护，如因少穿而致下肢、腹部着凉，过食生冷、过度熬夜，造成冲任、胞宫失于濡养以及寒凝少腹，日久寒湿之邪重浊凝滞，客于冲任、胞中与经血搏结，使经血运行不畅，故于经前一两日或经期少腹冷痛。

少腹逐瘀汤源于《医林改错》，主治少腹寒凝血瘀证。此证表现为疼痛或不痛，或痛而无积块，或少腹胀满，或经期腰酸、少腹胀，或月经一月见五次，接连不断，断而又来，其色或紫或黑，或有血块，或崩或漏，兼少腹疼痛，或粉红兼白带者，或瘀血阻滞，久不受孕等症状，为瘀血结于下焦少腹。治宜逐瘀活血、温阳理气为法。少腹逐瘀汤原方由小茴香七粒（炒）、干姜二分（炒）、元胡一钱、没药二钱（研）、当归三钱、川芎二钱、官桂一钱、赤芍二钱、蒲黄三钱（生）、灵脂二钱（炒）组成。二诊方中五灵脂、生蒲黄活血祛瘀，散结止痛，五灵脂善于止痛，不损伤胃气，蒲黄生用重在活血祛瘀，共为君药。当归、川芎乃阴中之阳药、血中之气药，配合赤芍补血行经活血，散滞调经，共为臣药。醋延胡索（元胡）、醋没药利气散瘀，消肿定痛，小茴香、干姜、肉桂温经散寒除湿，通达下焦，共为佐药，并能引诸药直达少腹。全方组合具有活血祛瘀、温经散寒、散结止痛之功效。另外，根据患者痛经的发生时间安排服药时间，多于经前 10 ~ 15 天开始服药，月经来潮时停药，或者根据名中医夏桂成教授的经验，在月经期给予活血、利水、补肾之品以助瘀血下行。经前宜温经活血调经，血热则行，通则不痛。痛经一般经过 3 个治疗周期可改善。

（孟繁甦）

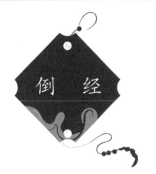

倒经

"火郁发之"治疗倒经案

患者谢某，女，23 岁

2021 年 11 月 5 日初诊

主诉：月经第一、二天咯血，反复 1 年。

现病史：患者在 1 年前无明显诱因出现月经第一、二天咯血，最初血色鲜红，量多。曾在他院治疗，排除子宫内膜异位症、血液系统疾病等。近来出现月经第一、二天咯血，出血量较最初时稍微减少，色鲜红。脾气急躁，容易激动，难以控制。纳差，恶心，口中和，二便正常。末次月经起始于 2021 年 10 月 24 日，月经周期正常。

舌脉：舌红有芒刺、苔白稍腻，脉细数。

中医诊断：倒经。

证型：肝郁化火。

治法：疏肝解郁，清热养血，宁心安神。

方药：丹栀逍遥散加减

牡丹皮	10 克	当归	10 克	白芍	10 克	北柴胡	10 克
茯苓	10 克	炙甘草	10 克	麸炒白术	10 克	栀子	10 克
旱墨莲	10 克	地榆	10 克				

上方加水 800 毫升，煎至 200 毫升，温服，每天 1 次，共 7 剂。

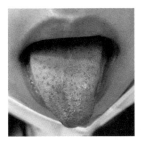

舌象

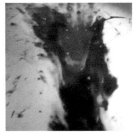

咯血情况

2021 年 11 月 12 日二诊

患者诉服药后脾气急躁、易激、难控制情况较前好转，纳差、恶心症状有改善。

舌脉：舌红、苔白稍腻，脉细数。

治以升清降浊、宣发郁热为法，方用升降散加减：

僵蚕	10 克	蝉蜕	5 克	姜黄	10 克	熟大黄	5 克
桔梗	10 克	淡豆豉	15 克	栀子	10 克	连翘	10 克
黄芩片	15 克	淡竹叶	10 克				

上方加水 800 毫升，煎至 200 毫升，温服，每天 1 次，共 7 剂。

2021 年 11 月 19 日三诊

患者诉脾气急躁、易激、难控制情况已不明显，纳差、恶心症状进一步改善。

舌脉：舌红、苔白稍腻，脉细数。

守二诊方 7 剂。同时嘱咐患者另取大黄 5 克、黄芩片 10 克、黄连 5 克三味药用沸水冲泡 2 分钟左右，代茶饮。

2021 年 11 月 26 日四诊

患者诉已怀孕，无明显不适。嘱咐患者注重情绪调整，保持心情愉悦、饮食清淡，切忌动怒。

临证体会

倒经又称逆经，是指妇女经前 1~2 日或经期出现衄血、吐血等症状，中医学认为此证多因肝经郁热，迫血妄行，也可称"经行吐衄"，相当于西医学的"代偿性月经"。"经行吐衄"之说最初载自《医宗金鉴·妇科心法要诀》："经期吐血或衄血，上溢妄行曰逆经。"《沈氏女科辑要笺正·月事异常》中也有相关论述："倒经一证，亦曰逆经，乃有升无降，倒行逆施，多由阴虚于下，阳反上冲。"《傅青主女科》认为逆经吐血的原因为肝气上逆，非火盛热极、肾虚不纳、肝不藏血所致，当中提及："夫肝之性最急，宜顺而不宜逆，顺则气安,逆则气动;血随气为行止,气安则血安,气动则血动,亦勿怪其然也。或谓经逆在肾不在肝,何以随血妄行,竟至从口上出也,是肝不藏血之故乎?抑肾不纳气而然乎?殊不知少阴之火急如奔马,得肝火直冲而上,其势最捷,反经而为血,亦至便也,正不必肝不藏血,始成吐血之症。"可见,逆经与肝气上逆密切相关,与李时珍在《濒湖脉学》中所述"火犯阳经血上溢,热侵阴络下流红"可谓病机相通。在治疗方面,傅氏认为"治法似宜平肝以顺气,而不必益精以补肾矣"。

本案患者舌红有芒刺,脾气急躁,容易激动,难以控制。结合脉象,考虑肝火上炎,给予丹栀逍遥散加减方清肝泻火。二诊时患者诉脾气急躁、容易激动、难以控制的情况较前好转,纳差、恶心症状有所改善,由此印证患者为肝木横克脾土,导致食欲下降。二诊方继续"火郁发之",给予升降散加减方透热外达。三诊时考虑患者月经即将来潮,为促郁火外达,嘱咐患者经前一周在二诊方基础上加用三黄泻心汤代茶饮。

二诊时患者诸症减轻、情绪稳定,肝火得以疏解,但火热内盛,故以升降散为主方。"升降散"之名始见于杨栗山《伤寒瘟疫条辨》:"大头者,天行疙疬之杂气,人感受之,壅遏上焦,直犯清道,发之为大头瘟也。……古方用白僵蚕二两、酒炒,全蝉蜕一两,广姜黄去皮、三钱,川大黄生、四两、为末,以冷黄酒一盅、蜜五钱,调服三钱,……能吐能下,或下后汗出,有升清降浊之义,因名升降散。"

三诊方之三黄泻心汤参考《伤寒论》第154条:"心下痞,按之濡,其脉关上浮者,大黄黄连泻心汤主之。大黄黄连泻心汤方,大黄二两、黄连一两……以麻沸汤二升渍之须臾,绞去滓,分温再服。"

倒经多由素性抑郁,或暴怒伤肝,肝郁化火,气火偏盛引起。经行之时,阴血下注冲任,冲气旺盛,冲脉属于阳明而附于肝,冲脉气盛,肝火亢旺,火气上逆,灼伤血络,可见经前或经期咯血、衄血,量较多,色鲜红。因血液上逆不能濡养胞宫,故难受孕,今阴血得下,则易自然受孕。

(孟繁甦医案　杜子媚整理)

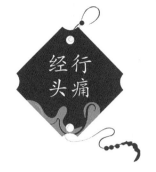

吴茱萸汤合麻黄附子细辛汤加减
治疗经行头痛案

患者江某某，女，37岁（教师）

2022年9月23日初诊

主诉：经行头痛20余年，加重2年。

现病史：患者自月经初潮开始即有经行头痛，反复发作，月经前后尤其明显。头痛以双侧太阳穴为甚，伴有头晕。近2年头痛剧烈，严重时恶心呕吐胆汁样胃液。2年内因经行头痛剧烈，3次至急诊就诊；曾在他院接受西药止痛治疗，效果不佳；曾接受针灸治疗，2天内短期效果尚可，但疗效无法巩固。平时工作压力大，情绪比较急躁。睡眠一般，二便正常。末次月经起始于2022年8月27日。

舌脉：舌淡暗瘀、苔白，脉沉细弱。

西医诊断：头痛。

中医诊断：头痛。

证型：寒凝。

治法：因正值经期，以温经散寒为主。

方药：吴茱萸汤合麻黄附子细辛汤加减

吴茱萸	10克	生姜	10克	乌药	15克	党参	15克
细辛	5克	法半夏	10克	麻黄	3克	黑顺片^{先煎}	10克
肉桂^{后下}	5克						

上方加水800毫升，煎至400毫升，温服，每天2次，共7剂。

2022年9月30日二诊

患者诉症状明显好转，无头痛。此次来医院开车1个多小时，因担心头痛发作，提前服用止痛片1颗。末次月经起始于2022年9月20日。

方药：前方微调整。

临证体会

经行头痛属于西医"经前期紧张综合征"范畴，临床表现以每值经期或行经前后出现头痛为主，伴有头晕、乏力、腹痛等症状。虽然经行头痛在古籍中记载很少，但是临床上比较常见。部分女性表现为月经期头痛加重，每月发作 1 次甚至多次，或月经期发作，或经前 1~7 天发作，或经后 1~2 天发作，此为广义的月经性偏头痛。狭义的月经性偏头痛仅指月经期的头痛发作。月经性偏头痛伴随着体内性激素（主要是雌激素）水平的改变而发生发展，并有一定的遗传性。

中医学认为经行头痛属于"内伤头痛"范畴。因头为诸阳之会，五脏六腑之气皆上荣于头，足厥阴肝经会于颠，肝为藏血之脏，经行时气血下注冲任而为月经，阴血相对不足，故凡外感、内伤均可在此时引起脏腑气血失调而为患。《张氏医通·头痛门》记载："每遇经行辄头痛、气满、心下怔忡、食之减少、肌肤不泽，此痰湿为患也，二陈汤加当归、炮姜、肉桂。"大多数医家认为此证与肝郁、血虚有关，历代文献对经行头痛的病因、病机记载很少，往往归结于气血不足引起不荣则痛，或痰瘀之邪引起不通则痛。本案治疗从六经辨证角度分析病机，思路与以往不同。患者为青年女性，有头痛病史多年，多在经前加重。其为此也做了全面检查，然而并未发现器质性病变。患者头痛剧烈，严重时恶心呕吐胆汁样胃液，使用西药止痛效果不佳。平时工作压力大，情绪比较急躁。睡眠一般。二便正常。结合舌脉，辨为厥阴肝寒，故以吴茱萸加生姜半夏汤为主方。麻黄附子细辛汤见于《伤寒论》第 301 条："少阴病，始得之，反发热脉沉者，麻黄细辛附子汤主之。"少阴本应无热，但邪闭卫阳，却见发热；太阳本应脉浮，但虚寒入里，即见脉沉。后世将此证概括为少阴病寒化兼表，又称"太少两感"证。方中麻黄外解表寒，黑顺片（附子）内补肾阳，细辛辛温雄烈而走窜内外，既能助黑顺片温经补阳，又能增麻黄解表散寒之效，三药合用，温少阴之经而发太阳之表，共奏扶正祛邪、温经解表之功。麻黄附子细辛汤用治肾阳虚衰，机体失于温煦，寒邪束于肌表，卫阳不得布达，气血运行不畅，脉络受阻所致多种疼痛。因患者求诊时正值经期，故嘱其自煎中药，服药 7 剂后诸症霍然，经行头痛愈，纳眠可。二诊时，因患者久寒阻络，故守方微调，并嘱避风寒、禁冷饮等。

（孟繁甦）

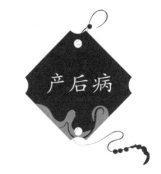
产后病

左归饮合四草汤加减治疗
产后阴道不规则出血案

患者张某某，女，30岁（护士）

2022年11月2日初诊

主诉：产后首次月经后阴道不规则出血2月余。

现病史：产后1年4个月，停止哺乳后首次月经起始于2022年9月13日，7天干净，经后2天开始有少量褐色分泌物，至今已2个多月。

辅助检查：行妇产科检查未见异常。自查尿妊娠试验（HCG）阴性。

舌脉：舌红水滑、苔无，脉沉弱。

查体：宫颈常大，阴道有少量褐色分泌物。

孕产史：孕2产2。

既往史：多囊卵巢综合征（PCOS）病史。

西医诊断：异常子宫出血。

中医诊断：产后崩漏。

证型：阴虚。

治法：滋补肝肾，活血止血。

方药：左归饮合四草汤加减

熟地黄	10克	山茱萸	5克	茯苓	10克
枸杞子	10克	炙甘草	5克	山药	10克
地黄	10克	墨旱莲	10克	茜草	10克
鹿衔草	10克	艾叶	10克	四制益母草	10克
仙鹤草	30克				

上方加水800毫升，煎至400毫升，温服，每天2次，共3剂。

2022年11月8日二诊

患者诉服药3剂后已无阴道分泌物。无不适。

舌脉：舌红水滑、苔无，脉沉弱。

因首方有效，治则同前，在前方基础上去茜草、鹿衔草，加百合 10 克、盐菟丝子 5 克。

11 月 29 日随访，患者诉末次月经起始于 11 月 25 日，经量、色质均正常。

临证体会

《黄帝内经·素问·上古天真论》云："女子七岁肾气盛，……二七而天癸至，任脉通，太冲脉盛，月事以时下，故有子；……七七任脉虚，太冲脉衰少，天癸竭，地道不通，故形坏而无子也。"肾主生殖，为生殖之本，与妇女一生的经带胎产杂病有着密切的关系。肝、肾同居下焦，同源于水谷精微；生理上，肝藏血，主疏泄，肾藏精，主生殖，精生血，血养精，精血相生，生化无穷。若肾中精气充盛，肝藏血，主疏泄功能正常，则血海蓄溢有常，按时满盈，月事应时而至。肝、肾二脏关系密切，一开一合、一藏一泄，共同维系女性正常生理活动。据《育婴家秘》记载，肾属水，人之阴精之所藏，但一水不胜二火（君火、相火），所以阳常有余，阴常不足，肾常虚，治疗上应"有补无泻"。本案患者是一名护士，平素需上夜班，工作繁忙，暗耗阴血，孕 2产 2，产后调理不得当，加重肝肾亏虚，产后月经来潮较晚，且经后淋漓不尽，舌红水滑、苔无，脉沉弱，一派肝肾亏虚之象。左、右归丸（饮）为补肾真阴、元阳的名方。左归补阴，右归补阳，是以左为阴、右为阳。左归虽云补阴，但非纯阴之药，法亦补中有通，利水分与血分。故左归饮用茯苓。据《景岳全书·本草正》记载，茯苓利窍去湿，开心益智，导浊生津，逐水燥脾，补中健胃，治痰之本，助药之降。茯苓味甘淡、气平，非辛温耗阴者，正合于补阴。左归饮也是岭南罗氏妇科流派罗元恺教授的常用方。

本案治疗以肝肾阴虚为本，故以左归饮为基础方补益肝肾，因瘀热在标，故加茜草、鹿衔草、四制益母草以清热、化瘀、止血。四草汤系全国名老中医夏桂成教授的经验方，由马鞭草、鹿衔草、茜草、益母草四味药组成。其功效为清热利湿、化瘀止血。方中马鞭草清热利湿，化瘀止血；鹿衔草清热止血，祛风湿；茜草化瘀止血；益母草祛瘀除新。另加仙鹤草收敛止血，兼有补益之功。

（孟繁甦）

滋阴清热法治疗绝经前后诸证并不寐案

患者陈某，女，54 岁

2021 年 9 月 29 日初诊

主诉：反复睡眠差 1 年余。

现病史：患者在 1 年多前无明显诱因出现易醒、难再睡，梦多，伴有背部发热、汗出，口干。纳可，二便正常。容易发脾气。曾到他院求诊，口服阿普唑仑、美利曲辛 1 年多，但睡眠状态未能改善，伴有周身不适。

舌脉：舌淡暗红、苔白稍腻，脉细数。

既往史：子宫切除术后 10 余年。

中医诊断：绝经前后诸证；不寐。

证型：肾精亏虚。

治法：以补肾填精为主，平补肾之阴阳。

方药：

地骨皮	20 克	牡丹皮	10 克	地黄	20 克	白芍	10 克
黄柏	10 克	知母	10 克	麦冬	15 克	五味子	5 克
淫羊藿	5 克	制仙茅	5 克	青蒿	25 克	石决明[先煎]	30 克
百合	10 克						

上方加水 800 毫升，煎至 400 毫升，温服，每天 2 次，共 7 剂。

2021 年 10 月 12 日二诊

患者诉难再睡好转，但梦多。背部发热、汗出，口干。

舌脉：舌淡红、苔白，脉细数。

因患者虚火上炎之症改善，治法以调和营卫为主，方用桂枝加龙牡汤加减：

桂枝	10 克	白芍	10 克	黑枣	20 克	生姜	10 克
炙甘草	10 克	龙骨^{先煎}	30 克	牡蛎^{先煎}	30 克	浮小麦	30 克
糯稻根	30 克	百合	10 克				

上方加水 800 毫升，煎至 400 毫升，温服，每天 2 次，共 7 剂。

2021 年 11 月 10 日三诊

患者诉睡眠障碍明显好转，但梦多。潮热、汗出明显好转。口干好转。脾气稍微好转。

舌脉：舌淡红、苔白，脉细数。

以前方加减治疗。嘱停用阿普唑仑、美利曲辛等西药。

临证体会

患者已届经断之年，先天肾气渐衰，天癸将竭，阴精日渐亏少，阴虚不制阳，故出现眠差多梦、背部发热、口干、汗出、脾气差等症状。初诊以补肾填精为主，予增液汤合地骨皮、牡丹皮、黄柏、知母泻浮火，加二仙（淫羊藿、仙茅）以阴阳互根互用，石决明镇静安神，全方有百合地黄汤之义。

二诊时，患者诉睡眠状态好转，但背部发热、汗出、口干症状改善不明显。考虑患者已届经断之年，肾气渐衰，营卫不和是老年人睡眠障碍的病机之一，故治疗以调和营卫为主。《黄帝内经·灵枢·营卫生会》曰："黄帝曰：老人之不夜瞑者，何气使然？少壮之人，不昼瞑者，何气使然？岐伯答曰：壮者之气血盛，其肌肉滑，气道通，营卫之行不失其常，故昼精而夜瞑。老者之气血衰，其肌肉枯，气道涩，五脏之气相搏，其营气衰少而卫气内伐，故昼不精，夜不瞑。"

处于正常睡眠状态时，卫气主动，行于脉外，抵御外邪，白天行于阳，夜晚从阳入阴，阳尽阴盛则寐；营气主静，行于脉中，在卫气出阳入阴运动中尽润养之责。两者行于阴阳各 25 周，夜半子时会于手太阴肺经，人卧而休息，昼夜轮回。若营卫各司其职，则使人白天精神充足，夜晚入睡，身体和精神都得到休息；若营卫运行失常，夜晚卫阳不能入里，亦不能行于五脏与营气相合，则见不寐。

二诊方桂枝加龙牡汤是在桂枝汤基础上加用龙骨、牡蛎两味药，从而达到调和营卫的作用。桂枝汤中的桂枝作为君药，能够发挥解肌散寒、透营达卫之效，白芍作为臣药，酸苦而寒，能够益阴敛营，桂枝与芍药一散一收、一阴一阳,两者相互配合调和营卫;黑枣性甘,能补脾生津,生姜性温,助桂枝解肌,姜、枣合用为佐,可补益脾胃以生化营卫之气;炙甘草与白芍合用,可酸甘化阴以助营,与桂枝合用,可辛甘化阳以助恢复心阳之气,炙甘草担佐药之责以助阴阳调和,担使药之责以调和诸药。龙骨、牡蛎性纯阴,借助炙甘草清阳之性入经,收敛浮越的心火,因而具有止烦躁、助神安之效,还具有收敛涩汗的作用。后守方调理,患者睡眠状态日趋好转,后背发热、汗出、口干症状消失,性情好转,疗效明显。

(孟繁甦医案　杜子媚整理)

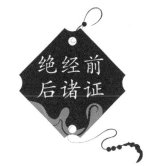

增液汤加减治疗绝经前后汗出案

患者曹某，女，55岁

2021年9月1日初诊

主诉：烘热、汗出明显半年余。

现病史：患者在半年多前无明显诱因出现烘热、汗出明显。怕冷，怕吹风。睡眠差，多梦，易醒，难再睡。无口干、口苦。二便调，纳可。性情可。4月开始荨麻疹发作，至今未愈。末次月经时间为2021年1月，至今月经未至。

查体：双手、颈部可见散在皮疹，色暗红，高于皮肤，形态不一。

舌脉：舌暗红胖大、苔少，脉沉细弱。

西医诊断：更年期综合征。

中医诊断：绝经前后汗出证。

证型：肾阴虚。

治法：滋阴降火，填精补肾。

方药：增液汤加减

地骨皮	20克	丹皮	10克	地黄	20克	白芍	10克
黄柏	10克	知母	10克	麦冬	20克	五味子	5克
栀子	10克	通草	10克	玄参	15克	广海桐皮	10克

上方加水800毫升，煎至400毫升，温服，每天2次，共7剂。

2021年9月8日二诊

患者诉烘热、汗出减轻。睡眠差稍微好转。荨麻疹仍有反复。

治法：滋阴降火，填精补肾，除湿止痒。

患者烘热、汗出减轻，睡眠差有改善，可见治法方药的大方向正确，因荨麻疹仍有反复，故在原方基础上加淡豆豉 10 克成为栀子豉汤，加强清热除烦之功，另加白鲜皮 10 克除湿止痒。方药如下：

地骨皮 20 克	牡丹皮 10 克	地黄 20 克	白芍 10 克	
黄柏 10 克	知母 10 克	麦冬 20 克	五味子 5 克	
栀子 10 克	通草 10 克	玄参 15 克	广海桐皮 10 克	
淡豆豉 10 克	白鲜皮 10 克			

上方加水 800 毫升，煎至 400 毫升，温服，每天 2 次，共 7 剂。

2021 年 9 月 15 日三诊

患者诉烘热明显减轻。出汗每日 1～2 次，程度明显减轻。偶尔怕冷。睡眠时间延长。下午开始荨麻疹明显，痒。

患者的烘热、汗出基本控制，但皮疹瘙痒未见明显改善，思其怕吹风，营卫不和，加用桂枝汤调和营卫，顾护肺卫，加用赤芍清热活血散瘀，取"治风先治血，血行风自灭"之义，加用蒺藜、荆芥穗祛风止痒。

2021 年 10 月 13 日四诊

患者诉已无烘热、汗出。偶尔轻微怕冷。易醒，难再睡，梦多。怕吹风。荨麻疹明显减轻。

因患者烘热、汗出已完全缓解，荨麻疹明显减轻，故去知母、大枣，以防过于寒凉及滋补，去荆芥穗、蒺藜。因患者仍会易醒、梦多，故以少量肉桂引火下行，以淫羊藿、仙茅温补肾阳、固护下焦。

临证体会

患者 55 岁，处于围绝经期，这是女性从壮年走向老年的过渡期。这一时期女性由于卵巢功能衰退甚至丧失，雌激素水平波动或下降而出现一系列症状，其中约 1/3 的人可以平稳度过，约 2/3 的人会出现不同程度的低雌激素血证，从而引发一系列症状，即围绝经期综合征。《黄帝内经·素问》中对女性更年期时段的描述有："七七任脉虚，太冲脉衰少，天癸竭，地道不通，故形坏而无子也""五十岁，肝气始衰，肝叶始薄，胆汁始减，目始不明"。从七七肾气不足，冲任虚衰，生殖之精竭绝，出现肾阴虚证的特征，到五十肝气始衰，出现更年期的诸多情志症状，这一过程中，肝肾两脏起着至关重要的作用：一方面是肾精对女性激素水平调节作用明显；另一方面是女子以血为先天，肝脏在女性生理过程中地位重要。肝肾本是子与母的关系，肝魂与肾精关系密切，肾精不足易导致肝血亏虚，合为肝肾阴虚，出现月经不调、五心烦热、潮热盗汗、腰膝酸软、烦躁易怒、抑郁不舒等症状。

本案治疗以增液汤为基础方，合知柏地黄丸之义。待患者病情好转后去寒凉药物，加少量温肾助阳药物。

（孟繁甦医案　陈映彤整理）

儿 科

小青龙汤合四君子汤加减治疗小儿咳嗽案

患者何某某，女，3 岁

2022 年 9 月 2 日初诊

主诉：咳嗽 8 月余。

现病史：患儿在 8 个多月前无明显诱因出现咳嗽，在他院长期接受雾化治疗，症状虽稍有减轻，但反复难愈。咳嗽夜间加剧，2～3 声，严重时 10 余声；午前咳嗽程度较夜间轻，基本无痰。平素无发热恶寒，无鼻塞流涕，无喷嚏，纳一般，二便调。既往常饮酸奶。

舌脉：舌淡红水滑、苔薄，脉细。

西医诊断：支气管炎。

中医诊断：咳嗽。

证型：水饮。

方药：小青龙汤合四君子汤加减

麻黄	2 克	白芍	2 克	细辛	2 克
干姜	3 克	桂枝	3 克	五味子	3 克
法半夏	3 克	炙甘草	2 克	燀苦杏仁	2 克
党参	2 克	白术	3 克	茯苓	5 克
甜叶菊	2 克				

上方加水 800 毫升，煎至 400 毫升，温服，每天 2 次，共 7 剂。

2022 年 9 月 16 日二诊

患儿服药后咳嗽大减，平时几乎无咳嗽，很少再用雾化治疗。偶尔吃冰淇淋后出现夜间咳嗽 1～2 声。午睡前已经很少咳嗽。后改为两天服 1 剂药。

舌脉同前。

方药：前方去甜叶菊，加乌梅 3 克。

临证体会

中医学认为，小儿的生理特点是"脏腑娇嫩，形气未充"。其中，肺主一身之气，外合皮毛，肺气弱则卫外功能不固，易外感受邪；脾为后天之本，主司运化水谷精微，功能尚未健旺，若饮食不节易使脾胃受损。小儿的另一生理特点为"生机蓬勃，传变迅速"，古代医家称之为"纯阳"。

此案患儿3岁，咳嗽反复发作，在他院长期接受雾化治疗，效果不佳。症状表现为干咳无痰，夜间较剧，无明显表证，辨证主要以舌脉象为本。患儿舌淡红水滑、苔薄，脉细，参其既往饮酸奶之偏嗜，辨为水饮。小儿本为纯阳之体，过食寒凉之品、过用雾化等，寒凉伤脾，津液代谢失常，水液运行失司，寒湿水饮内停不散，饮邪犯肺则咳嗽反复难愈，寒饮内蓄，当温肺蠲饮，故方拟小青龙汤加减。方中麻黄散寒宣肺平喘，桂枝化气行水，温阳化饮，二者共为君药。干姜、细辛为臣，温肺化饮。法半夏燥湿降逆，然小儿脏腑娇嫩，不可纯辛温发散，故佐以五味子敛肺止咳、白芍和营养血。又合四君子汤益气健脾。考虑到口感，加少量甜叶菊调味，助患儿服药。

二诊时患儿母亲代诉咳嗽明显减少，少用雾化。小儿"脏气清灵，易趋康复"，只要辨证准确，即使既往病程长久，也能"随拨随应"。小儿"发病容易，传变迅速"，本案患儿食冰淇淋后偶有咳嗽，因其寒暖不能自调、乳食不知自节，外易为六淫所侵，内易为饮食所伤，故而调摄顾护是维持小儿康健的重要手段。雾化为治疗手段之一，可用，但需慎重，尤其是长期雾化治疗效果不佳时，需辨明其病之根本，勿延误病机。二诊时以前方加乌梅敛肺止咳，巩固疗效。

（孟繁甦医案　王滢整理）

柴胡桂枝汤治疗细菌性腮腺炎后头颈部疼痛案

患者安某，女，5 岁

2022 年 7 月 22 日初诊

主诉：头痛、伴颈部活动不利 1 周余。

现病史：患儿在 3 周前因受寒患细菌性腮腺炎曾在他院住院治疗。1 周多前好转出院。出院后遗留头颈部疼痛，以右颈部、颠顶疼痛为主，伴耳后疼痛，局部未见明显肿胀。因患儿害怕，未能触诊。

过敏史：青霉素皮试阳性。

辅助检查：血细胞五分类及降钙素原检查未见异常。

西医诊断：细菌性腮腺炎。

中医诊断：痄腮。

证型：太阳少阳。

治法：和解少阳，解肌和营。

方药：柴胡桂枝汤

北柴胡	2 克	黄芩片	2 克	法半夏	2 克	炙甘草	2 克
生姜	2 克	黑枣	5 克	麻黄	2 克	桂枝	2 克
白芍	2 克	党参	2 克	细辛	1 克		

上方加水 800 毫升，煎至 100 毫升，温服，共 2 剂。嘱咐患儿母亲若患儿不配合可让其少量频服。

7 月 24 日随访，患儿母亲代诉患儿自 7 月 22 日晚到 7 月 24 日已完整服用 1 剂药，精神状态明显好转。就诊前头部不能大范围转侧，现已活动自如。纳可。嘱咐患儿母亲继续给患儿服用剩下的 1 剂药，饮食清淡，不要过食肥甘厚腻，防止病后食伤。

临证体会

本案患儿症状表现为右颈部转侧不利，伴耳后疼痛，此为足少阳胆经所过之处。足少阳胆经起于目外眦，向上到额角，返回下行至耳后，沿颈部向后交会大椎穴，再向前入缺盆部，入胸过膈，联络肝脏，属胆，沿胁肋部出于腹股沟，经外阴毛际横行入髋关节。肝胆气滞不畅，郁而不通，故见颈部扭转不利。故予小柴胡汤和解少阳、舒转气机。患儿皮肤白皙、体瘦，舌淡、苔薄白，既符合桂枝体质，又与患儿病后脾胃虚弱相应。故以桂枝汤调和营卫、补益气血，助邪外出。

《伤寒论》第146条云："伤寒六七日，发热，微恶寒，支节烦疼，微呕，心下支结，外证未去者，柴胡桂枝汤主之。"柴胡桂枝汤是桂枝汤和小柴胡汤的合方，由桂枝汤和小柴胡汤各半量合剂而成。"伤寒六七日"本为太阳一经行尽向愈之时，若太阳病未解，又出现"微呕，心下支结"之少阳证候，应责之于机体正气不足，正邪相持而皆弱所致，用柴胡桂枝汤为最佳选择。小柴胡汤和解少阳，兼补胃气，使邪气得解、枢机得利，以治少阳；桂枝汤调和营卫，邪正兼顾，滋阴和阳，以解太阳。小柴胡汤与桂枝汤分别为少阳病、太阳病主方之一，司少阳太阳枢机开阖，相辅相成，邪在半表半里之间，开少阳、太阳两座大门，给邪以出路；在脏联系肝、脾，条达气机，调和气血生化周转。

患儿服药1剂后症状明显好转，这与抓主证、守病机有关。临床上做到方证相应、病证结合，是桴鼓相应的关键。

（孟繁甦）

桂枝加葛根汤治疗小儿高热过汗后下肢痿软案

患者崔某，男，3 岁 7 个月

2022 年 8 月 25 日初诊

主诉：高热后大汗出 4 天，伴双下肢乏力、行走无力 1 天。

现病史：患儿于 2022 年 8 月 20 日出现发热，曾到他院发热门诊就诊，接受中西药治疗。因患儿反复高热，家人多次给其服用退热药。期间患儿曾误加服一次退热药，服药后持续大汗，汗湿透衣，一天内需多次更衣。1 天前开始出现走路无力，双下肢走路时不能伸直，活动受限约 2 小时。神清，哭闹。

查体：右髋、右膝无红肿，右膝压痛，局部无红肿，皮温不高，伸膝活动受限。

辅助检查：骨科查骨盆及膝关节未见异常。

西医诊断：右股骨骨髓炎？滑膜炎？

中医诊断：痿证。

证型：气阴两虚、营卫不和。

方药：桂枝加葛根汤

桂枝　5 克	白芍　10 克	黑枣　15 克	生姜　5 克
炙甘草　5 克	葛根　20 克	天花粉　20 克	

上方加水 800 毫升，煎至 100 毫升，温服，共 2 剂。嘱咐患儿母亲若患儿不配合可让其少量频服，并告知服用方法及注意事项。

2022 年 8 月 27 日二诊

患儿母亲代诉患儿服药约 1 小时后双腿已行走如常，现已完全正常。

临证体会

本案患儿 3 岁多，因反复高热多次服用退热药，某日还因误服多一次退热药，导致持续大汗，汗湿透衣，一天内多次更衣。之后逐渐出现走路无力，双下肢走路时不能伸直，但到骨科就诊，未有阳性诊断。初诊时，经详细询问病情，考虑为过汗伤津，筋脉失养所致，辨为痿证。

痿证是指由于肢体筋脉松弛、痿弱无力而不能随意运动的一类病证。《黄帝内经·素问·痿论》将痿证分为皮、脉、筋、肉、骨五痿，提出"治痿独取阳明"的治疗大法。《黄帝内经·素问·痿论》曰："黄帝问曰：五脏使人痿，何也？岐伯对曰：肺主身之皮毛，心主身之血脉，肝主身之筋膜，脾主身之肌肉，肾主身之骨髓，故肺热叶焦，则皮毛虚弱，急薄，着发为痿躄也。"痿证病因虽多，但根源在于五脏虚损。针对痿证有多个中药方剂，本案治疗最适合桂枝加葛根汤。

桂枝加葛根汤出自《伤寒论·辨太阳病脉证并治》第 14 条："太阳病，项背强几几，反汗出恶风者，桂枝加葛根汤主之。"全方由葛根、桂枝、芍药、炙甘草、生姜、大枣组成，即桂枝汤加葛根三两，用于治疗太阳表虚兼经气不舒之证。此方实为桂枝汤之变方。桂枝汤是伤寒第一方，柯琴称之为"仲景群方之魁"。可通过化裁此方治疗外感内伤多种疾病。桂枝加葛根汤中包含桂枝汤、芍药甘草汤。桂枝汤的配伍既可辛甘化阳，又可酸甘养阴，正所谓"外证得之，能解肌去邪气；内证得之，能补虚调阴阳"。芍药甘草汤有"去杖汤"之别名，出自《伤寒论·辨太阳病脉证并治》第 29 条："伤寒脉浮，自汗出……脚挛急……更作芍药甘草汤与之，其脚即伸。"方中芍药味酸，归肝、脾经；甘草味甘，归心、脾、肺、胃经。酸甘相合，共奏柔肝补脾、养阴舒筋、缓急止痛、调和气血之功，又有药少力专的特点。两方都有酸甘化阴、补充津液之特性，用以濡养筋脉。

本案患儿服药一次后症状即明显改善，现已行走如常，可见临床抓住主证及病机，效如桴鼓。《黄帝内经·素问·阴阳别论》云："阳加于阴谓之汗。""阳"即阳气；"阴"指阴液，汗出阴液，由阳气宣发而成。"腠理发泄，汗出溱溱"，指出汗从毛孔排泄。汗是由人体阳气蒸发阴液从毛孔排泄而形成的。此案病证之关键在于过汗伤津。如果患儿得不到有效治疗，再进一步发展，可能出现桂枝加附子汤证之恶风畏寒等症状。

（孟繁甦）

外科

普济消毒饮加减治疗头面部暗疮案

患者余某，男，65 岁

2022 年 6 月 14 日初诊

主诉：面部潮红伴瘙痒 1 周。

现病史：患者在 1 周前无明显诱因出现面部潮红伴瘙痒，头面部多发暗红色丘疹、脓疱，局部肤温高。二便可。

舌脉：舌暗红润、苔白腐，脉滑数有力。

既往史：高血压病史。

西医诊断：暗疮。

中医诊断：暗疮。

证型：湿热。

方药：普济消毒饮加减

黄芩片 10 克	黄连 5 克	蒸陈皮 10 克	甘草片 10 克
玄参 20 克	北柴胡 5 克	桔梗 10 克	连翘 10 克
板蓝根 10 克	姜僵蚕 5 克	党参 10 克	蒲公英 20 克
甜叶菊 5 克	金银花 20 克	升麻 5 克	

上方加水 800 毫升，煎至 400 毫升，温服，每天 2 次，共 7 剂。

2022 年 6 月 21 日二诊

患者诉头面部多发红色突起明显减少，无瘙痒。大便正常。

舌脉：舌暗红水滑、苔白腐，脉弦滑数。

方药：前方加栀子 5 克、淡豆豉 10 克。温服法同前，共 7 剂。

2022 年 6 月 29 日三诊

患者诉头面部多发红色突起明显减少，无瘙痒。大便正常。睡眠差。心悸。

舌脉：舌暗红水滑、苔白腐，脉弦滑数。

方药：

黄芩片	10 克	黄连	5 克	蒸陈皮	10 克	甘草片	5 克
玄参	30 克	北柴胡	5 克	桔梗	10 克	连翘	10 克
党参	10 克	蒲公英	20 克	金银花	20 克	水牛角	15 克
牡丹皮	10 克						

上方加水 800 毫升，煎至 400 毫升，温服，每天 2 次，共 7 剂。

2022 年 7 月 5 日四诊

患者诉头面部多发红色突起明显减少。面部潮红明显减轻。睡前皮肤痒，无明显红疹。心慌、心悸。二便正常。睡眠差，纳可。

舌脉：舌淡红水滑、苔白，脉弦滑数。

方药：

茯苓	15 克	桂枝	10 克	白术	10 克	甘草片	10 克
泽泻	10 克	猪苓	10 克	防风	5 克	荆芥穗^{后下}	5 克
蛇床子	5 克	益智仁	10 克	蒲公英	10 克	新疆紫草	5 克

上方加水 800 毫升，煎至 400 毫升，温服，每天 2 次，共 7 剂。

2022 年 7 月 12 日五诊

患者诉面部光滑。面部潮红明显减轻。睡前皮肤痒，长丘疹。心慌、心悸。二便正常。睡眠好转。纳可。

方药：

地黄	10 克	桂枝	5 克	赤芍	10 克
川芎	5 克	燀桃仁	5 克	红花	5 克
牡丹皮	10 克	新疆紫草	5 克	白鲜皮	10 克
酒乌梢蛇	5 克	丹参	10 克	荆芥穗^{后下}	5 克
麻黄	3 克	蛇床子	5 克	水牛角	20 克

上方加水 800 毫升，煎至 400 毫升，温服，每天 2 次，共 7 剂。

临证体会

本案患者平时饮食不节，嗜食肥甘厚腻，为湿热体质。邪气壅盛客于上焦，发为头疮。治疗当以疏风清热、消壅散结为主。本案治疗以普济消毒饮为基础方，加金银花清热解毒。二诊时，因患者病情好转，加淡豆豉、栀子有升降散之义，加强透热外达之效。因患者皮肤瘙痒，起疹，考虑上焦郁热已解，血分有热，故改用桃红四物汤和犀角地黄汤，加紫草养血凉血。

《黄帝内经·素问·生气通天论》有"汗出见湿，乃生痤痱""汗出当风，寒薄为皶，郁乃痤"的记载。《诸病源候论·面疱候》记载："面疱者，谓面上有风热气生疮。头如米大，白色者是。"可见暗疮、痤疮等多因肺经血热而成。每发于面鼻，起碎疙瘩，形如黍屑，色赤肿痛，破出白粉汁等。

普济消毒饮出自《东垣试效方》。金代泰和年间，民众多患"大头天行"之证。症见恶寒发热，体重，头面红肿疼痛，目不能开，咽喉不利，口干咽燥等。时医均以承气汤合板蓝根下之。下后稍缓，翌日一切如故，再下又缓，但无法治愈，病情渐趋危急。李东垣认为病在上焦，当疏散上焦之风热毒邪，而不是采用承气汤等下法。普济消毒饮的组成包括黄芩半两、黄连半两、生甘草三钱、桔梗二钱、牛蒡子一钱、板蓝根一钱、马勃一钱、连翘一钱、玄参三钱、升麻七分、柴胡二钱、橘红三钱、僵蚕七分、薄荷三钱、人参三钱。"此系邪热客于心肺之间，上攻头目，故而肿盛。"以黄芩、黄连苦寒清泄心肺（上焦）间热；连翘、薄荷、板蓝根疏风清热解毒；牛蒡子、马勃清热利咽，为"咽喉不利"而设；玄参滋阴凉血，补耗伤之津液；人参、甘草补元气，以助祛邪；僵蚕散肿、消毒、定喘，配伍蝉蜕一升一降，有后世升降散疏调气机之义，凡郁病必先气病，气得流通，何郁之有；桔梗如舟楫载药上行；升麻、柴胡为太阴、厥阴引经药，意在火郁发之，故此方也是火郁发之的代表方剂。普济消毒饮诸药"一升一降，一清一散，相反相成，有利于疫毒清解，风热疏散。又升麻且善清解时令疫疠之毒，柴胡解郁散结，诸药合用，共奏清热解毒、疏风散邪之效"。方中大量疏风清热之剂，泻上焦火热之邪；合玄参养阴增液；佐少量补中益气之人参、甘草，扶正以祛邪；配伍少量风药散肿消毒，风药起着"火郁发之"的关键作用。加升麻、柴胡，意在引药上行。《黄帝内经》"适其至所"，强调治病要使药物到达患病部位才能发挥作用。

（孟繁甦）

二金汤加减治疗孕晚期输尿管结石案

患者高某，女，35 岁（护士）

2022 年 7 月 11 日初诊

主诉：反复左腰腹痛。

现病史：患者在 10 多天前无明显诱因反复左腰腹痛，近 5 天未发。二便调，无发热。妊娠 29 周。

查体：左肾区叩痛。

舌脉：舌淡红，脉右弦左滑。

辅助检查：2022 年 7 月 16 日我院超声提示双肾多发性结石、左侧输尿管上段结石。右侧输尿管未见明显扩张。膀胱未见明显异常。

西医诊断：左侧输尿管上段结石、妊娠合并肾积水。

中医诊断：石淋。

证型：肾虚湿热。

治法：补肾祛湿。

方药：二金汤加减

金钱草　30 克　石韦　15 克　鸡内金　15 克　盐菟丝子　15 克
枸杞子　15 克　白芍　20 克　牛膝　　20 克
上方加水 800 毫升，煎至 400 毫升，温服，每天 2 次，共 5 剂。

2022 年 7 月 18 日二诊

患者诉无不适。查体双肾区无叩痛。复查超声已无肾结石。守方调整。

临证体会

妊娠期输尿管结石的发生率为 1/1 500 ~ 1/2 500，多见于经产妇。虽然发生率不高，但是妊娠期泌尿系结石特别是输尿管结石的诊治一直是令泌尿外科医生感到棘手的问题。由于妊娠期的特殊性，如何正确处理输尿管结石，确保母子安全，是一个难题。对于无症状的妊娠期上尿路结石患者，推荐首选等待观察，大部分患者可安全度过妊娠期，待分娩后再处理结石。西药对缓解肾及输尿管绞痛、呕吐等症有效，但有些药物的安全性还未明确。中药在排石方面有一定优势。

泌尿系结石属于中医砂石淋、尿血、腰痛、虚损、关格等范畴，其病因、病机为湿热蕴结、阳虚气弱、气滞血瘀、运化无力、脾肾亏虚。其中湿热蕴结是因平素多食辛热肥甘之品，或嗜酒太过，酿成湿热，注于下焦，尿液受其煎熬，时日既久，尿中杂质结为砂石，而成石淋。《金匮要略心典》喻为"犹海水煎熬而成盐碱也"。《诸病源候论·淋病诸候》云："石淋者，淋而出石也，肾主水，水结则化为石，故肾客砂石，肾虚为热所乘，热则成淋。"可见，肾虚湿热是石淋的常见病因。

四金汤是赖海标教授治疗泌尿系结石的常用方，临床上根据患者体质、辨证加减，取得较好效果。四金汤中金钱草、鸡内金、海金沙软坚排石、利尿通淋，郁金活血化瘀。因患者为孕妇，故不可用郁金。二金汤为四金汤去海金沙、郁金而来。盐菟丝子、枸杞子平补肝肾，盐菟丝子还能补肾益精安胎。方中加白芍缓急止痛，加牛膝利尿通淋、补益肝肾。尽管既往赖海标教授已成功治疗很多输尿管结石患者，但由于本案患者的特殊性，此次治疗无论是在选用药物还是药物用量方面都很讲究。本案用药5天，在促进输尿管结石排出过程中不伤及患者正气及胎儿，为其消除了身体痛苦和心理压力，体现了赖海标教授用药胆大心细。

（赖海标医案　孟繁甦整理）

仙方活命饮加减治疗反复发作痔疮案

患者李某，女，46 岁

2021 年 6 月 14 日初诊

主诉：肛门灼热疼痛反复发作多年，加重 1 周。

现病史：患者在多年前无明显诱因出现肛门灼热疼痛，反复发作，曾到他院就诊，具体诊治经过不详。1 周前无明显诱因症状加重。大便黏腻，伴里急后重。

舌脉：舌红、苔薄，脉弦细。

中医诊断：痔。

证型：脾虚湿热。

治法：清热解毒。

方药：仙方活命饮加减

白芷	20 克	防风	10 克	赤芍	20 克	当归	10 克
甘草片	10 克	皂角刺	10 克	天花粉	10 克	醋没药	10 克
金银花	15 克	浙贝母	10 克	川牛膝	15 克	广海桐皮	10 克
土茯苓	40 克	紫草	10 克				

上方加水 800 毫升，煎至 400 毫升，温服，每天 2 次，共 7 剂。

2021 年 7 月 20 日二诊

患者诉服药后痔疮得到控制。原计划手术治疗，因症状好转，故取消手术。近日因饮食不慎再发痔疮。

舌脉：舌红、苔薄，脉沉细。

方药：守前方加减。

2021 年 8 月 3 日三诊、2021 年 8 月 18 日四诊、2021 年 9 月 18 日五诊患者诉无明显不适，痔疮无再发。予中药适当调理。

后随访，患者诉无不适，未再考虑手术治疗。

临证体会

仙方活命饮出自《校注妇人良方》，被前人称为"疮疡之圣药，外科之首方"，具有清热解毒、消肿溃坚、活血止痛的功效。此方主要成分为：白芷、贝母、防风、赤芍、当归尾、甘草、皂角刺、穿山甲、天花粉、乳香、没药、金银花、陈皮。《校注妇人良方·卷二十四》云："治一切疮疡，未成者即散，已成者即溃。又止痛消毒之良剂也。"方中以金银花清热解毒为主，佐以甘草则作用更强，陈皮理气燥湿行滞以消胀，当归尾、赤芍、乳香、没药活血散瘀以止痛，天花粉清热生津消肿，皂角刺功专行散。

仙方活命饮是治疗阳证疮疡之祖方，受到历代医家的推崇。方中金银花、甘草清热解毒；当归尾、赤芍、乳香、没药散瘀止痛；陈皮理气以助血行；防风、白芷疏风散结消肿；贝母、天花粉清热排脓、散结消肿；穿山甲（炮制）、皂角刺穿透经络、溃坚排脓。诸药合用，可使热清毒解，气行血畅则肿痛自消。叶天士认为，对于有热毒瘀滞的疾病，无论有形无形，皆可考虑使用仙方活命饮化裁治疗。

中医学认为，痔疮属"脏毒"范畴，多因饮食不节，过食醇酒厚味辛辣等刺激性食物而致，或因泄泻、痢疾等湿热之邪下注肛门，或因肠燥便秘、虫积骚扰使肛门受损，染毒而致。此证总病机为大肠热结，气血壅滞，湿热下注肛门。治以仙方活命饮加减，清热利湿、解毒祛瘀、活血止痛，每获良效。《丹溪心法》指出："痔者，皆因脏腑本虚……以致气血下坠，结聚肛门，宿滞不散，而冲突为痔也。"治疗应以清热解毒、行气活血、消肿散结为基本方法，而仙方活命饮正有此功效。患者为湿热体质，治以清热利湿为法疗效确切。其内湿缠绵，还需持续荡涤湿困。经后续中药调理，痔疮未再发。

（孟繁甦医案　杜子媚整理）

葛根汤合麻黄附子细辛汤加减治疗急性腰痛案

患者胡某某，女，33岁（护士）

2018年11月29日初诊

主诉：负重后腰痛1天。

现病史：负重后突发肩胛至脊柱间疼痛，不能弯腰，不能侧卧，平躺或站立疼痛缓解。无恶寒，无汗出。双足怕风。伴失眠。皮肤干燥。二便正常。

查体：唇色稍暗。腰背部压痛明显，活动受限。

舌脉：舌淡红、苔薄白，脉浮。

西医诊断：急性腰扭伤。

中医诊断：腰痛。

证型：风寒湿痹。

治法：解肌发表，温阳散寒。

方药：葛根汤合麻黄附子细辛汤加减

葛根	30克	桂枝	10克	白芍	30克
生姜	15克	炙甘草	10克	黑枣	15克
黑顺片^先煎	5克	泡苍术	15克	茯苓	15克
细辛	3克	麻黄	3克		

上方加水800毫升，煎至200毫升，温服，每天2次，共2剂。

后随访，患者诉服用第一剂药后腰痛已缓解，第二天基本无腰背痛，转身如常，第三天已可正常上班。

临证体会

《伤寒论》的重要原则之一是"存津液""保胃气"。津液是指人体内的一切营养液体，包括唾液、血液、汗液、淋巴液等。人体各组织功能的正常发挥皆赖津液的营养，尤其是血脉、神经敏感度最高。血脉为津液所充，津伤则血道不充，故其脉可见沉、迟、细、弦，甚则脉曲如蛇行。津液缺损则经脉不得濡养，而出现拘急、疼痛等症状。人之项背则为神经密集之地，故对津伤反应最速。

葛根汤是由桂枝汤加麻黄、葛根而成，桂枝加葛根汤则是由桂枝汤加葛根而成。两方具备了桂枝汤及葛根的功效，可根据有无汗出采用对应方剂。两方共同特点：①生津液，荣血络。②调和营卫。营者，水谷之精气也，具有营养之意，即血液的营养作用。营气者，营养之气，行于脉内。卫气者，行于脉外，具有卫外防御、温煦、调节功能。徐灵胎说："自汗与发汗迥别，自汗乃营卫相离，发汗使营卫相合。自汗伤正，发汗驱邪。复发者，因其自汗而更发之，则营卫和而自汗反止矣。"③解表舒经。

本案治疗以桂枝、生姜发汗；伍用白芍敛汗养阴，不让发汗太过，间接保护津液；黑枣、炙甘草配合桂枝、生姜，辛甘合用，鼓舞胃气。同时嘱咐患者服用热稀饭，以加强胃之生津能力，使津液充沛，全身得到濡养。加用葛根清热生津，其性凉，能清热，又能改善肠吸收津液之功能，使津液充沛而荣养血络，从而缓解项背拘急、疼痛等症状。据《神农本草经》记载，葛根味甘、性平、无毒，主治消渴、身大热、呕吐、诸痹，起阴气，解诸毒，消伤寒中风头痛，解肌发表出汗，开腠理，止痛。以葛根入药，其药势有助于将水谷精气沿太阳经送至头顶。当人体原本从背脊上传的水谷精气受阻时，葛根可将其重新输布至太阳经，从而使人体津液充足。血脉得充，则经脉得养，拘急、疼痛等症状得解。葛根能辅助桂枝汤解表，疏通凝滞的经脉；能生津，使津液上行，滋润经脉、肌表，缓解颈项拘急、疼痛。此案患者表现为突发腰背部不适、无汗出，故以葛根汤加减治疗，合用麻黄附子细辛汤散寒积，起效迅速。

（孟繁甦）

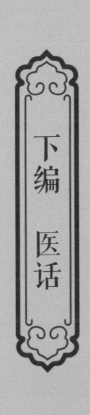

下编　医话

五苓散及加减治疗太阳蓄水证

太阳病之变证包括小便异常。《伤寒论》中小便利为小便正常，而小便不利与小便自利均为小便失常，表现为小便少和频数。《伤寒论》中提到"尿""小便""溲"有100余次，分别见于《伤寒论》各个篇章中。太阳病有20个条文和7个方剂；阳明病有18个条文和6个方剂；少阳病有3个条文和3个方剂；太阴病有2个条文而无方剂；少阴病有4个条文和3个方剂；厥阴病有1个条文而无方剂。可见主要集中在太阳病、阳明病、少阳病、太阴病篇。

五苓散是治小便不利之经典方。太阳病篇提及五苓散的有第71、72、73、74条。第71条："太阳病，发汗后，大汗出，胃中干，烦躁不得眠。欲得饮水者，少少与饮之。令胃气和则愈。若脉浮，小便不利，微热消渴者，五苓散主之。"蓄水方之五苓散是调整水液异常分布的方剂。《伤寒论》之"蓄水证"是指水液潴留在身体某部位，并非单指膀胱。若停留在膀胱则表现为小便不利，若停留在中焦则为心下痞，在上则见"吐涎沫而癫痫"。若蓄于表，则为有汗，蓄于肠则为下利，蓄于肌肤则发为水肿。另外，《伤寒论》治水基础三方包括五苓散、猪苓汤及真武汤。三方虽都是治水，但侧重点不同。五苓散较为平和，治"不寒不热"这水饮内停证，猪苓汤治水热互结，真武汤温阳利水以治阳虚水泛。

综合《伤寒论》和《金匮要略》中的五苓散证条文，其临床表现为：一是脉浮、发热的表证；二是口渴、小便不利、腹泻，水逆、脐下悸等里证。《伤寒论》第74条称之为"有表里证"。五苓散及加减方是赖海标教授的常用方。他临证时给我们讲解，临床运用五苓散，一要抓住主证，二要重视兼证，力求辨证准确，方药到位，疗效方显。

《黄帝内经·素问·灵兰秘典论》谓："膀胱者，州都之官，津液藏焉，气化则能出矣。"膀胱的气化功能主要依靠肾阳的温煦蒸腾。膀胱的津液，清者方能上承而重归于肺，浊者下降而为尿液排出体外。因此，治疗的目的主要是恢复膀胱的气化功能，使机体水液代谢恢复正常。

五苓散中猪苓、泽泻、白术、茯苓诸药或淡渗利尿，或健脾利饮，但点睛之药应为桂枝，用少量桂枝温通阳气，外可散太阳表邪，下可温通膀胱，助膀胱气化，用药后气化功能恢复正常，小便即能畅利有度。《黄帝内经·素问·经脉别论》云："饮入于胃，游溢精气，上输于脾。脾气散精，上归于肺，通调水道，下输膀胱。水精四布，五经并行。"可见，人体吸纳之水液能否变生津液，关键在于饮入于胃后，"游溢精气，上输于脾"，脾气又能"散精，上归于肺"。胃主受纳，脾主运化。故无论是"游溢精气，上输于脾"的过程，还是脾气"散精，上归于肺"的过程，都属于脾气运化水液的功能，实际上涵盖了水液的消化、吸收、利用环节。若脾气不能散精，则不能上奉于肺，肺则上无津液以布散，下无水液以输膀胱。可见恢复脾胃功能非常重要。方中白术的配伍意义不仅限于与茯苓共奏健脾化湿之功，同时还有生津止渴之效。

五苓散之功效，《金匮要略》归纳为"利小便发汗"。就五苓散的配伍而言，方中淡渗利水之药有泽泻、猪苓、茯苓三味，确实具有较强的利尿作用，但是否具有发汗作用是值得商榷的。《伤寒论》中发汗解表，如风寒束表，卫闭营郁，以麻黄配桂枝开腠发汗；风寒客表，营卫不和，以桂枝配芍药解肌发汗，加生姜助桂枝的发汗之力，并通过啜热粥覆被以取汗。五苓散之发汗药仅用一味桂枝，且在全方中用量最轻，似乎发汗力量很弱。但五苓散方后注释赫然写着"多饮暖水，汗出愈"，说明该方具有明确的发汗作用。

五苓散治疗小便不利与小便自利的临床常用加减法如下：

（1）合小柴胡汤为柴苓汤。

适用于小便不利与小便自利兼见少阳证者，如胸闷不适、心情急躁抑郁、咽干口苦、纳差等。临床应用机会较多，用之多验。

（2）合大柴胡汤或四逆散。

适用于小便不利与小便自利兼见少阳阳明合病者，如胃脘拘急、大便干结、舌红苔黄干、脉弦数等，常见于青壮年体质较好者，前列腺炎或前列腺增生者多见。

（3）加薏苡仁、大黄、虎杖。

多用于患尿路感染或前列腺炎症，小便不利，下焦湿热者。若大便干结，加生薏苡仁、大黄；若大便正常，加薏苡仁、虎杖。

（4）加益智仁、桑螵蛸、金樱子。

适用于夜尿多，尿频、尿量多，甚至遗尿、尿失禁，属脾肾气虚而固摄不力者。

（5）加麻黄、桔梗、苏叶。

适用于小便不利合病鼻炎，或经常感冒，或汗出不畅者，意为宣肺利水，提壶揭盖，玄府开肺气宣而膀胱自利。

（6）加白茅根、仙鹤草、三七末。

适用于尿血及血精者，用于通淋止血、收敛止血和散瘀止血。

（7）加菟丝子、枸杞子、仙灵脾、肉桂。

多用于小便不利或小便自利伴有腰膝酸软，骨盆隐痛，会阴酸胀，下半身肌肤不温，夜尿频繁，属肾阴阳两虚者。

（孟繁甦 王悦）

真武汤之我见

真武汤是治疗阳虚水泛、水蓄、水逆及阳虚内痛诸症的基础方、常用方，其原文见于《伤寒论》第82、316条。

《伤寒论》第82条："太阳病，发汗，汗出不解，其人仍发热，心下悸，头眩，身𥆧动，振振欲擗地者，真武汤主之。"此为太阳病过汗而致阳虚证。太阳病汗不得法，导致肾阳虚体质的人发汗太过，损伤下焦肾阳，因而虽然发汗，病却不解。且由于少阴肾阳虚不能敛藏于内而外浮，故"其人仍发热"——表邪未解。"心下悸"实际上是心悸，这是水气凌心的表现。"头眩"就是头晕目眩，这是水邪上蒙清阳的特征。还有一个症状是"身𥆧动，振振欲擗地"，"𥆧"字，本义是眼皮跳动。"振振欲擗地"，振者，动也；振振就是走路肢体颤动不稳。"欲擗地"，擗者，仆也。仆，走路颤动摇晃，好像要跌倒的样子。由于阳虚筋脉失养，则筋肉𥆧动，肢体震颤，站立不稳而欲扑倒在地。本条文是指表证发汗太过，耗伤阳气，损及肾阳，导致肾阳虚衰，阳虚水泛。

《伤寒论》第316条："少阴病，二三日不已，至四五日，腹痛，小便不利，四肢沉重疼痛，自下利者，此为有水气。其人或咳，或小便利，或下利，或呕者，真武汤主之。"此为少阴寒化的阳虚水泛证。此条应与第82条结合起来看，阳虚水泛的成因可能有两个：一是太阳病治不得法，使肾阳损伤，阳虚不能制水；二是素体阳虚阴盛，外邪从阴化寒，肾阳更加虚衰不能制水。津液代谢，关系肺、脾、肾、三焦、膀胱，其中以肾为主宰。《黄帝内经·素问·逆调论》云："肾者，水脏，主津液。"其常则水精四布，五经并行；其变则水饮内停，随气升降，内而脏腑，外而四肢，上、中、下三焦无处不到，见症虽多，总属肾阳虚衰，水饮为患。

张仲景所制之真武汤由茯苓三两、芍药三两、生姜三两、白术二两、炮附子一枚组成，具有温阳利水的功用。真武汤中原药的剂量比例是（炮附子）5：（茯苓、生姜、芍药）3：（白术）2。方中炮附子用量最重，为君药，其性味辛热以温壮肾阳，使肾阳虚衰得复、气化得行。水为阴邪，"阴得阳助则化"，此即"壮元阳以消阴翳"，以散在里之寒水，使水有所主。白术为臣，甘苦微温，健脾燥湿，使水有所制，颇合"脾喜燥恶湿"之性。茯苓、生姜为佐药。茯苓味甘淡而性平，淡渗利水；佐白术健脾，于制水之中利水。生姜辛温而散，走而不守，佐炮附子以助阳，于主水之中散水。芍药酸苦微寒，属阴药，既敛阴和营，固护阴液，又制姜、附之辛燥，使温阳散水而不伤阴，并利小便。加于制水、主水药中，一以泻水，使子盗母虚，得免妄行之患；一以敛阳，使归根于阴，更无飞越之虞。然下利减芍药者，以其阳不外散也；加干姜者，以其温中胜寒也。炮附子振肾阳虚衰于先，生姜、白术复脾阳于后，白芍敛阴和里，并制炮附子、生姜之辛燥，使利水而不伤阴。随症加减，共奏温阳利水之功。本方温补脾肾，故能利水消肿，为温阳利水的主方。

正如张锡纯在《医学衷中参西录》中所言："用附子之辛温壮肾之元阳，则水有所主矣。白术之温燥，建立中土，则水有所制矣。生姜之辛散，佐附子以补阳，于补水中寓散水之意。茯苓之渗淡，佐白术以建土，于制水中寓利水之道焉。而尤重在芍药之苦降，其旨甚微。盖人身阳根于阴，若徒以辛热补阳，不少佐以苦降之品，恐真阳飞越矣。芍药为春花之殿，交夏而枯，用之以亟收散漫之阳气而归根。"

中医理论认为，慢性肾衰竭的基本病机多属肾阳虚。慢性肾衰竭发病一般先病在肾，或脾肾同病，但病本在肾。患者在病初由于肾不摄水，多见溲溺反多，夜间尤甚，常伴面色萎黄，眼睑苍白，倦怠疲乏，头晕耳鸣，腰酸膝软和（或）畏寒肢冷等症状，但水肿多不明显，此阶段相当于代偿期和部分失代偿期。如治疗不当，病情发展，可出现肾不化水的证候，临床常表现为尿液日趋减少，甚至尿闭，并伴有面浮肢肿，甚或腹胀、纳呆、泛恶、口中带有尿臭等脾肾阳虚合病之浊毒内蕴症状，此阶段可包含失代偿期、衰竭期以及无并发症的尿毒症期。若病情进一步发展，病变可涉及他脏，包括犯胃、入血、攻心、射肺、侮肝等，此阶段为尿毒症期，患者多由于阴阳俱衰、正不胜邪，导致病情日趋严重，最后出现内闭外脱、阴竭阳亡之危候。

肾为水脏，主水液，具有蒸化和调节津液输布和排泄，以维持体内水液正常代谢的功能。肾之所以有维持水液平衡的作用，关键在于肾中真阳与真阴的协调。肾阳亦称真阳、元阳，具有温煦形体、化气生血、促进生殖与发育、主司水液代谢等多方面功能。人体只有肾阳之火贯通上下，敷布内外，始能通体温和，气血充盈，精神旺盛。一旦肾阳不充，生长发育迟缓，脏腑功能衰惫，就会发生一系列温煦失职、气化无权等证候。体内的水液，来源于胃的受纳，经脾的转运，肺的通调，肾的蒸化，以三焦为通道，输布于全身；代谢后的津液，则化为汗液、尿液等排出体外。这个过程，必须通过肾的蒸腾气化作用才能完成。肾阳充足，温化得宜，则阳开阴合，封藏有度。倘若肾阳衰退，不能化气摄水，必然造成闭藏不固、开合失度的现象，常表现为尿多尿频、色清如水、尿后余沥不尽，甚至出现下消口渴，脉象沉弱、舌淡苔白等症。这些症状主要见于慢性肾衰竭患病初期，相当于慢性肾衰竭的代偿及部分失代偿期，如治疗不当，病情可迅速恶化。

慢性肾衰竭病机属于气血亏虚、脾肾阳虚、命门火衰，真武汤可温阳化气、温补肾阳、填精补血，主治肾阳不足、命门火衰之症，用于治疗此病常收到满意疗效。脾肾衰败、湿浊水毒内留是病机的关键，对于脾肾衰败，气化失常，脾肾阳虚、水瘀互结之症，当予制附子、干姜、白术、茯苓、大腹皮、泽泻、猪苓、丹参、当归、川芎等健脾温肾、活血利水之药。

真武汤需要与多方鉴别。例如，与附子汤鉴别，两者仅差一味药，附子汤主治寒湿所致痹证。与小青龙汤鉴别，真武汤证为内外均是虚寒，小青龙汤证则为内外均是实寒。与苓桂术甘汤鉴别，可以理解真武汤治疗附子汤证伴水饮，苓桂术甘汤证则为桂枝汤证伴水饮。真武汤及五苓散、猪苓汤为常见治水三方，分别为治水的平剂及偏寒、偏热之剂。

（孟繁甦）

桃核承气汤证初探

桃核承气汤是《伤寒论》治疗下焦血热互结的代表方。《伤寒论》第106条曰："太阳病不解，热结膀胱，其人如狂，血自下，下者愈。其外不解者，尚未可攻，当先解其外。外解已，但少腹急结者，乃可攻之，宜桃核承气汤。"

桃核承气汤由调胃承气汤加活血祛瘀的桃仁和治气上冲的桂枝组成。胡希恕先生提出桃核承气汤可治疗调胃承气汤证气上冲并有瘀血者。

膀胱蓄血证为邪热与血液结于下焦，并不是指血热结于膀胱这一脏器，而是指膀胱所处的下焦部位。"其人如狂"，是因为瘀热互结，导致入血分之邪热上扰心窍，故使人精神失常。如果"血自下"，即瘀血随大便排出，则瘀热也随之而解，故不再出现神志失常。若瘀热入血分并上扰心窍，则可能发生神志改变。

病例

患者为男性，44岁，因"腹胀、乏力2天，加重伴意识不清7小时"于2019年12月8日由急诊收入我院。入院时，患者意识不清，躁动不安，身目黄染，舌红，苔黄，脉数。初步诊断为："慢性加急性肝功能衰竭、肝性脑病。"患者身目黄染，色较鲜亮，舌红，苔黄，脉数，考虑为阳黄。患者神志不清，烦躁，不能配合对答。除了湿热内蕴之阳黄外，考虑存在瘀血证，故用茵陈蒿汤合桃核承气汤治疗，用药后第一天神志即有好转，第二天神清，对答切题。

《伤寒论》中涉及血瘀的方子还有不少，如桂枝茯苓丸及抵挡汤（抵挡丸）。其中，第124条曰："太阳病六七日，表证犹存，脉微而沉，反不结胸，其人发狂者，以热在下焦，少腹当硬满，小便自利者，下血乃愈，所以然者，以太阳随经，瘀热在里故也，抵当汤主之。"第125条曰："太阳病，身黄，脉沉结，少腹硬，小便不利者，为无血也，小便自利，其人如狂者，血证谛也，抵当汤主之。"抵挡汤又名抵当汤，由桃核承气汤加减而成，同具破血下瘀之功，可治瘀热互结于下焦的蓄血症。桃核承气汤证属瘀血初结之时，浅而轻，少腹急结为自觉症状，此时尚有下通之机，待表解后方可攻里。此方为逐瘀缓剂，服后微利，不一定大便下血。抵挡汤证为瘀结日久，深而重，少腹硬满兼有他觉症状，此时已无下通之机。

　　治轻症血瘀证之桂枝茯苓丸出自《金匮要略·妇人妊娠病脉证并治》："妇人宿有癥病，经断未及三月，而得漏下不止，胎动在脐上者，为癥痼害。妊娠六月动者，前三月经水利时，胎也。下血者，后断三月衃也。所以血不止者，其癥不去故也，当下其癥，桂枝茯苓丸主之。"桂枝茯苓丸中，桂枝辛甘而温，温通血脉，以行瘀滞，是为君药；桃仁味苦甘平，活血祛瘀，助君药以化瘀消癥，用之为臣；丹皮、芍药味苦而微寒，既可活血散瘀，又能凉血以清退瘀久所化之热，芍药并能缓急止痛；茯苓甘淡平，渗湿祛痰，以助消瘀之功，健脾益胃，以扶正气，均为佐药。诸药合用，共奏活血化瘀、缓消癥块之功，使瘀化癥消，诸症皆愈。

　　三方比较，桂枝茯苓丸、桃核承气汤及抵挡汤的活血祛瘀作用逐级增加。

（孟繁甦　王悦）

乌梅丸之病机分析

乌梅丸是治疗厥阴病之主方，组方成分复杂。仔细分析乌梅丸的组成，其核心有四个部分：①酸敛益阴药有乌梅、苦酒（醋）；②苦寒清热药有黄连、黄柏；③辛热通阳药有附子、干姜、桂枝、细辛、蜀椒；④补益气血药有当归、人参。方中乌梅、苦酒之酸，以收敛止泻；黄连、黄柏之苦寒，以清泄上热；附子、干姜、桂枝、细辛、蜀椒之辛热，以温暖下寒；当归、人参之甘，以补益气血。可见，乌梅丸是主治上热下寒夹虚证或寒热错杂夹虚证的重要代表方。临证时应抓住乌梅丸的核心组成，再根据症状调整药物组成及用量，注意方剂的作用侧重点，如酸敛、清热、温通、滋补。

（1）从木土理论看理肝重剂乌梅丸。

肝属木，脾属土，木能克土，而土得木而达之，木能疏土脾滞以行，见肝之病，知肝传脾，风木一动必乘脾胃。

厥阴提纲之症多属肝风内扰乘克脾胃之象，即"厥阴之为病，消渴，气上撞心，心中疼热，饥而不欲食，食则吐蛔，下之利不止"。其中，消渴、饥而不欲食乃是肝风内扰中消脾胃之症；食则吐蛔乃是肝风内扰，上逆胃口之症；下之利不止，乃是肝风内扰下揎脾土之症。可见，提纲六症属肝风乘土有四。

治厥阴主方乌梅丸，有泄木安土之法，其中君药乌梅酸敛肝泻风，佐苦辛甘之黄连、干姜之类。辛开苦降相伍，可以升降胃气，调和中焦，以参、归补虚安中，总体构成泄风木之有余、安中土之不足，使风木得静、中土得安、脾胃得和，则扶土抑木，达到源流并治、治已防变之效果。见肝之病，知肝传脾，当先实脾，此乃泄肝安胃一大法也。

在乌梅丸的应用中，木土不和是治验的主要类型，以肝脾不和、肝胃不和为主。辨证要紧扣肝风同夹寒热，乘虚内扰脾胃，治疗勿忘重用酸收和调理寒热比例，此乃临证取效的关键。

（2）从调理阴阳说乌梅丸。

乌梅丸本是治疗蛔虫病的药物，既有酸甘化阴配伍，又有辛甘温阳、酸苦泄热、苦辛顺其升降，可谓寒热并用、刚柔共济、气血兼顾、扶正祛邪集于一身。

在治疗消化系统疾病，如慢性胃炎、胃溃疡、胃黏膜脱垂、胃肠神经官能症、慢性胆囊炎等时，如果病程绵长，有形体消瘦、精神郁闷、体倦乏力、四肢发凉、心烦口苦、食欲差、头晕耳鸣、恶心呕吐等症状，可以抓住其阴阳错杂的病机，针对病症的寒热虚实俱存、上下内外均病等具体情况，用乌梅丸加吴茱萸、煅瓦楞子、橘络等来治疗。一些老年高血压病人，如果长期精神紧张、多愁善感，除了常见的头晕耳鸣症状外，还会出现颜面潮红、口干、舌红的上热症状，以及四肢发凉、畏寒、脉沉迟等下寒症状，两者相互交错，此时可用乌梅丸，去掉干姜、川椒而加用吴茱萸、生姜，取吴茱萸汤（由吴茱萸、人参、生姜、大枣组成）之意，治疗胃中虚寒、胸膈满闷、手足逆冷。如果失眠多梦，则以肉桂代替桂枝，取交泰丸（由黄连、肉桂组成）之意，可交通心肾，治疗失眠。治疗窦性心动过缓、传导阻滞等心率缓慢症状时，如果病程长，有精神忧郁、头晕、胸闷、头面烘热、出汗口苦等上热症状，又有四肢厥冷、畏寒等心阳虚症状，可用乌梅丸，加生地、白芍、琥珀、茯神等药物，以清心安神、活血化瘀。

更年期综合征，有烦躁、头晕、心悸、五心烦热、便溏、畏寒肢冷等寒热错杂表现时，也可选用乌梅丸，能够调理阴阳，补益气血，达到异病同治的效果。

（3）乌梅丸与厥证。

乌梅丸是张仲景治厥阴病厥热胜复、寒热错杂之主方。厥阴为阴尽阳生之脏，阳气不复时则热，阴气内盛时则厥，故发热厥逆是厥阴病的特点之一，选用乌梅丸必见寒热错杂的虚证肢厥。辨肢厥一证，是应用乌梅丸的关键。临床所见，寒热虚实均可引起肢厥，而肢厥一证的机理，可据《黄帝内经·灵枢》："手之三阴，从脏走手；手之三阳，从手走头；足之三阳，从头走足；足之三阴，从足走腹。"可见，阴阳十二经脉均在四肢末端交接，若"阴阳相贯，如环无端"，阴阳气相顺接，则四肢温和，"阴阳气不相顺接，便为厥。厥者，手足逆冷者是也"。张仲景用心良苦，在论及乌梅丸证时，谆谆告诫后辈临证当辨清脏厥、蛔厥，用药才能准确无误。脏厥者，乃下焦命门火衰、虚阳上越的少阴虚寒所致的吐利而厥，故应以脉微而厥、躁无暂安时为主证，此即张仲景所谓"脉微而厥，至七八日，肤冷，其人躁无暂安时者，此为脏厥，非蛔厥也"。蛔厥之证，亦有肢冷脉微，以"气上撞心，心中疼热"的上热证和"下之利不止"的下寒证互看，更要注意显而易见的"吐蛔"一症，此为厥阴脏寒吐蛔而厥，与脏厥的独阴无阳相悖，临证当细辨之。

　　临床应用乌梅丸，当以气机的升降失调为依据，其病机特点为寒热错杂的虚证肢厥，见此证方可用之，因乌梅丸寒热互用能和其阴阳，苦辛并进能调其升降，补泻兼施能固其虚实也。

（孟繁甦）

提壶揭盖法在水液代谢疾病治疗中的应用

中医学认为，人体的五脏六腑，肺的位置最高，就像一个盖子，所以称之为"华盖"。肺主气，司呼吸，主皮毛，通调水道，对水液代谢有重要调节作用。临床上用宣肺治上通下的方法，在方剂中适当加入麻黄、杏仁、桔梗、升麻、荆芥、防风、浮萍、白芷、前胡、紫菀、桑白皮、苏叶等轻清升浮之药，以宣肺提盖，从而达到消除下焦壅塞之目的，如淋证、癃闭、水肿、便秘等，均可随证妙用提壶揭盖法。《黄帝内经》有"病在下取之上"，所谓"开鬼门"之法，即发汗解表，来达到"洁净府"，通利小便之目的。金元名医朱丹溪最早明确论述此法："肺为上焦，而膀胱为下焦，上焦闭则下焦塞，譬如滴水之器，必上窍通而后下窍之水出焉。"但也应看到，提壶揭盖法仅仅是中医治疗小便不利的其中一种方法，并不能治疗所有的小便不利病例，临证应辨证精准，有是证才用是方。

《黄帝内经·素问·经脉别论》云："饮入于胃，游溢精气，上输于脾。脾气散精，上归于肺，通调水道，下输膀胱，水精四布，五经并行。"《黄帝内经·素问》论水肿形成时，有"其本在肾，其末在肺"的论述。可见，津液的生成主要在脾（胃），输布主要在肺，排泄主要在肾。津液的生成，体内水液必须通过脾的运化、升清作用上输至肺，通过肺的宣发、肃降功能才能若雾露之溉，熏肤、充身、泽毛，布敷全身。肺为五脏六腑之华盖，为五脏之应天者，其位属阳。肾为水脏，在《黄帝内经·素问·水热穴论》有"地气上者"之说，其位属阴。而在《黄帝内经·素问·阴阳应象大论》中有"清阳为天，浊阴为地；地气上为云，天气下为雨；雨出地气，云出天气"，道出了阴升阳降的基本原理。人与自然界有着共同的物质基础和运动规律，脏腑活动也遵循着阴阳升降的基本原理。肺主行水的功能主要是通过肺的宣发与肃降来完成的。通过《黄帝内经·素问·经脉别论》可知，肺气宣发，将人体的津液布散于皮毛周身，若雾露之溉，以充养、润泽、护卫各组织器官，同时又布散卫气于腠理，主司汗孔开合，将部分津液向下布散，其代谢后的水液不断下降到肾，经肾的气化作用，下输膀胱，生成尿液排出体外，从而维持体内水液代谢的平衡。肺气不利，失于宣肃，则水道不通，故汪昂《医方集解》有"肺为水之上源，肾为水之下源"之说。

　　《侣山堂类辨》载清代名医张志聪治一水肿患者，前医用八正散等不效，张氏以防风、苏叶、杏仁各等分为剂，患者水煎温服，汗出尿通，水肿全消。可见提壶揭盖法古来就有。不仅有史载之紫菀治便秘的医案，当代名医印会河也习用紫菀治肝病腹胀。这种治疗小便不畅甚至不通的方法，不是使用通利小便的利尿药，而是使用宣肺的药物，在常人看来有些不可思议。

　　著名老中医赵绍琴医案集中记载了一个典型病例：赵绍琴因故无法诊病处方，一日，有患者偷偷找到他，说患尿闭多日，经多方治疗未效，只能依赖导尿管导尿，十分痛苦，请赵医生救他一命。赵绍琴向他口授一方：苏叶、杏仁、枇杷叶各10克，水煎服。事后患者专程前来告知，服药后小便即通，花费不过两角钱。从苏叶、杏仁、枇杷叶三味药物组方角度可以看出，此为提壶揭盖法之体现。

（孟繁甦）

活血化瘀三方的类方比较

《伤寒杂病论》中桃核承气汤、抵挡汤、桂枝茯苓丸是临床常用的活血化瘀方，三方组成不同，作用力度也不同。以下作简要分析，以利于临床应用。

（1）桃核承气汤。

桃核承气汤是《伤寒杂病论》中辨治瘀热证的重要基础代表方，主治热结膀胱，其人如狂，但少腹急结者。"太阳病不解，热结膀胱，其人如狂，血自下，下之则愈，其外不解者，尚未可攻，当先解其外，外解已，但少腹急结者，乃可攻之，宜桃核承气汤。"此证乃血热初瘀，如狂但非真发狂，查体时未见患处挛紧，无压痛、无反跳痛。桃核承气汤组成中，活血化瘀药有桃仁，泻热软坚祛瘀药有大黄、芒硝，通经散瘀药有桂枝，益气药有甘草。方中桃仁与桂枝属于相使配伍，破血通经；大黄与芒硝属于相须配伍，泻热祛瘀；桃仁与大黄、芒硝属于相使配伍，桃仁助大黄、芒硝软坚祛瘀，大黄、芒硝助桃仁破血化瘀；桃仁与甘草属于相反相使配伍，相反者，补泻同用，桃仁破血，甘草益气，相使者，益气帅血行瘀。方药相互为用，以奏泻热祛瘀、通经益气之功。张仲景论桃核承气汤主治病证，既论病变部位在膀胱，又论病证表现在心而为发狂，旨在阐明运用桃核承气汤的核心不在于辨病变部位，而是应审明病变证机，即无论其病变部位在下焦还是上焦，只要审明病变证机是瘀热，即可用之。

运用桃核承气汤主治"热结膀胱"的辨证重点有二：①张仲景论"热结膀胱"的含义并非局限于膀胱，而是泛指泌尿系病证，如肾小球肾炎、肾盂肾炎、输尿管炎、膀胱炎、尿道炎等。②张仲景论"热结膀胱"的含义并非局限于泌尿系病证，而可泛指生殖系病证，如男科前列腺炎、前列腺增生、前列腺结石，以及妇科盆腔炎、附件炎、子宫内膜炎等。

权衡"其人如狂"的辨证精神，运用桃核承气汤主治"其人如狂"的辨证重点有二：①病以烦躁为主，病变证机与病变部位在膀胱，出现少腹拘急或剧烈疼痛而致烦躁不安如狂状，如急性膀胱炎、肾结石等病证表现。②病以狂躁为主，病变证机与病变部位在心，即瘀热在心而肆虐心神，可演变为狂躁不安如狂状，如焦虑症、精神分裂症等病证表现。

权衡"少腹急结"的辨证精神，运用桃核承气汤主治"少腹急结"的辨证重点有二：①辨识"少腹急结"，应包括少腹疼痛、胀满、拘急不舒等。②辨识"少腹急结"，应包括小腹在内，即小腹疼痛、胀满、拘急不舒等，不能将病变部位局限于少腹。关于辨识"血自下"与药后"当微利"，张仲景在提及桃核承气汤证时既明确指出"血自下"，又明确指出药后"当微利"，其辨证重点有三：①病变部位及瘀热病机在肾膀胱或男子血室，导致肾膀胱气化不利而演变为小便不利，服药后瘀热得下，小便得利，即"当微利"。②病变部位及瘀热病机不在膀胱而在大肠，演变为大便干结，服药后瘀热得下，大便得通，即"当微利"。③病变部位及瘀热病机在女子胞宫，服药后瘀热可从前阴而去。对此应辩证地对待，切不可局限于某一方面。

（2）抵挡汤。

《伤寒论》第124条曰："太阳病六七日，表证犹存，脉微而沉，反不结胸，其人发狂者，以热在下焦，少腹当硬满，小便自利者，下血乃愈，所以然者，以太阳随经，瘀热在里故也，抵当汤主之。"第125条曰："太阳病，身黄，脉沉结，少腹硬，小便不利者，为无血也，小便自利，其人如狂者，血证谛也，抵当汤主之。"

太阳病六七日，表证仍在，说明仍有恶寒现象。脉微而沉，从脉象上看，已经入里。反不结胸，结胸是指结于胸部，如同胸下有硬，就是结成一条道，而此处是不结胸的情况。其人发狂者，以热在下焦，小腹当硬满，膀胱在小腹部位，有硬满之状。其人发狂，而小便自利者下血乃利，由此可见，小便能正常排出，尿中带血，则热有出路，瘀血有出路。有出路之后，则其蓄血症便可解，此时还没有成干血，只是热结膀胱，出现了蓄血症，通过小便排解下来，这便是下血解。所以然者，以太阳随经，瘀热在里故也，利下之，以抵挡汤，用抵挡汤的条件便是小便自利。

抵挡汤由桃核承气汤加减而成，同具破血下瘀之功，可治疗瘀热互结于下焦的蓄血症。桃核承气汤证出现在瘀血初结之时，浅而轻，少腹急结纯为自觉症，此时上有下痛之机，待表解后方可攻里。此方为逐瘀缓剂，服后微利，不一定下血。抵挡汤证属瘀结日久深重，证急，有少腹硬满兼他觉症，此时全无下通之机，虽有表证，治疗亦应先攻其里。此方为逐瘀峻剂，服后当下血。

（3）桂枝茯苓丸。

桂枝茯苓丸出自《金匮要略·妇人妊娠病脉证并治》："妇人宿有癥病，经断未及三月，而得漏下不止，胎动在脐上者，为癥痼害。妊娠六月动者，前三月经水利时，胎也。下血者，后断三月衃也。所以血不止者，其癥不去故也，当下其癥，桂枝茯苓丸主之。"本条是论述妊娠与癥病的鉴别及癥病漏下的治疗。

血瘀证主要是指各类致瘀因素如气滞、气虚、痰凝、寒凝、血热和外伤等导致血行不畅、脉道壅塞而引起的病证。病因主要归为情志内伤、饮食不节、久病虚损三大方面，主要分为气虚血瘀证、血虚血瘀证、气滞血瘀证、寒凝血瘀证、痰浊血瘀证和热毒血瘀证六大中医证型。桂枝茯苓丸由桂枝、茯苓、牡丹皮、桃仁、芍药组成，具有温经通络、缓消癥块之功，为治疗瘀阻胞宫的常用方剂。

桂枝茯苓丸中，桂枝辛甘而温，温通血脉，以行瘀滞，是为君药。桃仁味苦甘平，活血祛瘀，助君药化瘀消癥，用之为臣。牡丹皮、芍药味苦而微寒，既可活血散瘀，又能凉血以清退瘀久所化之热，芍药能缓急止痛；茯苓甘淡平，渗湿祛痰，以助消癥之功，健脾益胃，以扶正气，均为佐药。诸药合用，共奏活血化瘀、缓消癥块之功，使瘀化癥消，诸症皆愈。

大体上讲，疾病多为气、血、水运行失调所致，表现为气郁气逆、水饮痰湿、血瘀血虚等。调气、调血、调水，还可用临床经验方三通汤。究其实质，可将其归为逍遥散之扩大方，主要着眼于气、血、水三方面的治疗。还有当归芍药散，也是此类调节气、血、水的方药。桂枝茯苓丸是典型的活血化瘀方，属于活血方药中力度稍轻的。此类方药除了上文提及的桃核承气汤、抵挡汤，还有大黄蛰虫丸。总之，从方证研究入手学习《伤寒杂病论》，是一个重要的捷径。

（孟繁甦　王悦）

小建中汤及加减治疗脾胃虚寒

《伤寒论》第 100 条："伤寒，阳脉涩，阴脉弦，法当腹中急痛，先与小建中汤。不瘥者，小柴胡汤主之。"第 102 条："伤寒二三日，心中悸而烦者，小建中汤主之。"《金匮要略》："虚劳里急，悸，衄，腹中痛，梦失精，四肢酸疼，手足烦热，咽干口燥，小建中汤主之。"

"建中"，即建立中州，温补脾胃中焦之气。小建中汤证多由中焦虚寒，肝脾失和，化源不足所致，治疗以温中补虚，和里缓急为主。中焦虚寒，肝木乘虚克土，可见腹中拘急疼痛或隐痛，多喜温喜按。脾胃为气血生化之源，中焦虚寒，化源匮乏，以致气血俱虚，可见心悸、面色无华、发热、口燥咽干等。方中重用甘温质润之饴糖为君，温补中焦，缓急止痛。臣以辛温之桂枝温阳气，祛寒邪；酸甘之白芍滋营阴，缓肝急，止腹痛。在《伤寒论》中，腹痛加芍药或倍芍药几成定例。佐以生姜温胃散寒，大枣补脾益气。炙甘草益气和中，调和诸药，是为佐使之用。其中饴糖配桂枝，辛甘化阳，温中焦而补脾虚；芍药配甘草，酸甘化阴，缓肝急而止腹痛。桂枝辛温，通阳走表。芍药酸微寒，敛阴走里，桂枝和芍药是药对，起到相辅相成的作用。六药合用，温中补虚缓急之中，蕴有柔肝理脾、益阴和阳之意，用之可使中气强健，阴阳气血生化有源，故以"建中"名之。

曾经有一位跟随赖海标教授学习的学生，有一次出现腹痛，表现为腹中拘急疼痛，喜温喜按，伴神疲乏力。他给自己辨证属虚寒腹痛，比较符合小建中汤证，所以开了小建中汤。小建中汤里有饴糖，即麦芽糖。它是由糯米、粳米、麦面、粟（或玉米）等经过蒸煮、发酵，再加入麦芽，经发酵糖化制成的糖类食品。他跑了好几个药店都买不到饴糖，就用白砂糖临时代替饴糖，但服后感觉效果不太理想。后来他多方打听，买到了饴糖，将饴糖加到煎好的汤药里，服后效果非常好，只服了一剂腹痛等症状就消失了。饴糖甘温质稠润，能温补脾胃，缓急止痛。白砂糖和冰糖性凉，不宜用来代替饴糖。红糖性偏温，平时外感风寒，多用生姜红糖煎汤服用，效果很好，因此可酌情考虑用性温的红糖代替饴糖。糖尿病人，或者担心肥胖而不敢多吃甜食的人，无论用哪种糖类均让其为难，在这种情况下可用甘温健胃补中的炒麦芽、炒谷芽、淮山代替饴糖，从来源和性质来看是一脉相承的，临床替换疗效还不错。

　　说到小建中汤，不能不说桂枝汤，因为小建中汤是在桂枝汤的基础上，芍药由三两加到六两，再加饴糖一升而成。桂枝汤是《伤寒论》第一方，使用频率高，疗效显著，可以说是群方之冠。桂枝汤由桂枝三两、芍药三两、生姜三两、炙甘草二两、大枣十二枚共五味药组成。清代名医徐彬曾经说过："桂枝汤，外证得之解肌和营卫，内证得之化气调阴阳。"这很好地说明了桂枝汤可以调和营卫治疗表虚证，也可以治疗太阴里证，调气血，调脾胃，有缓急止痛、温补脾胃的作用。临床上使用小建中汤治疗太阴虚寒腹痛，效果是非常理想的。

　　经方也是可以加减的，关键看证候变化和病情需要。如太阴虚寒明显，腹冷便溏，可用肉桂易桂枝，用干姜易生姜，加强温补脾胃之阳气，使寒去阳升。如果神疲乏力困倦恶寒较重，可加黄芪而成黄芪建中汤。如果营血虚弱较重，面白唇淡，女性月经稀少，可加当归而成《千金翼方》之当归建中汤。

（孟繁甦　王悦）

《伤寒杂病论》中的"粥"

关于粥的文字，最早见于周书："黄帝始烹谷为粥。"中国的粥在约 4 000 年前主要为食用，约 2 500 年前始作药用，《史记·扁鹊仓公列传》载有西汉名医淳于意（仓公）用"火齐粥"治齐王病，汉代医圣张仲景在《伤寒杂病论》中对粥多有论述。

《伤寒论》中关于汤药与粥的配合应用分别在第 12、14、71、120、141、152、219、386 条等有专门论述，在《金匮要略》中也多有论及。最典型的条文是桂枝汤方。其中提到：服药后喝热稀粥，益胃气以助药力发汗；覆盖衣被，温助卫阳，利于发汗；微汗，以全身湿润、汗出极微为度，切不可大汗淋漓，以免伤阳损阴；病情较重者，昼夜服药，故当 24 小时留心观察，汗出停药；服药后忌口，凡生冷、黏滑、肉面、五辛、酒酪、臭恶等物，均当禁用，以防损伤胃气，降低抗病能力，或发生其他病变。

张仲景临床用药时，配粥大概有三类作用：

（1）助发汗。《伤寒论》第 16 条提及桂枝汤证，在煎服法中特别指明，温服桂枝汤后需"啜热稀粥一升余，以助药力"；《金匮要略·痉湿暍病脉证治》提及瓜蒌桂枝汤证时指出："汗不出，食顷，啜热粥发之"；《金匮要略·水气病脉证治》描述桂枝加黄芪汤证时同样要求"须臾饮热稀粥一升余，以助药力，温服取微汗"。此三方皆需喝热稀粥"以助药力"或"发之"，助药解表以发汗。其中桂枝汤证喝热粥还不够，尚需"温覆"，即盖被子捂汗，其目的是借助谷气，宣发胃气，加强发汗之力，调和营卫，使邪气外泄。

（2）养胃阴。《伤寒论》第 219 条提及白虎汤证时载："以水一斗，煮米熟汤成，去滓。温服一升，日三服。"白虎汤证热盛伤阴，取粳米煮成米汤以益气养阴、顾护胃气，并可免石膏、知母等寒凉药物损伤胃气。阳明病有三急下症，少阴病亦有三急下症，急下以存阴，为应急之法，但服大承气汤后，邪虽祛除，阴津亦损，故需啜热稀粥，以益胃养阴，否则阴津易竭。

（3）益胃阳。《伤寒论》提及理中丸证时有"服汤后如食顷，饮热粥一升许，微自温，勿发揭衣被"，用理中丸治疗霍乱吐利甚而寒多不渴者，说明中焦阳虚，寒湿内阻，服药后饮热粥，可温胃散寒，顾护脾胃。正如徐灵胎所云："桂枝汤之饮热粥，欲助其药力以补散，此则饮热粥，欲助其药力以内温。"《金匮要略·腹满寒疝宿食病脉证治》提及治疗脾虚寒盛之大建中汤，方后亦有"如一炊顷，可饮粥二升，后更服。当一日食糜，温覆之"，可借粥之热力，补益脾气，暖胃驱寒，建立中州。诚如林礼丰所言："服后一炊顷，饮粥者，每温养中土之气以引药力也。"

此外，《伤寒论》中治疗寒实结胸证，方选三物白散，以巴豆性热为主药，祛寒散结，利饮逐水。巴豆有"得冷性缓，得热性速"的特性，啜热粥之用意在于服药后如"不利"，则"进热粥一杯"以助泻下祛邪。如出现"利过不止"，则"进冷粥一杯"，寒性收引，用冷粥制约药力以缓泻存阴。

张仲景妙用喝粥助药力或药性，应之多验，值得重视。"保胃气，存津液"是《伤寒论》贯穿始终的大法，服药后喝热粥的目的是保胃气、助药力、益汗源、防伤正。《伤寒论》中论及的各类服用方法也影响后世，如吴鞠通用鲜芦根煎煮银翘散，其意相似。银翘散本为散剂，可直接以水送服。用鲜芦根汤煎服，是以汤水热力助药力开表气，又以汤水补充汗源。张仲景强调，治疗外感病，应以微微汗出为营卫调和、邪气外透的标志。

（孟繁甦）

大柴胡汤之临床应用

　　大柴胡汤出自《伤寒杂病论》，是治疗以"呕不止，心下急，郁郁微烦""伤寒十余日，热结在里，复往来寒热""伤寒发热，汗出不解，心中痞硬，呕吐而下利"为主证的方剂。《金匮要略·寒疝宿食病脉证治》提出此方可治疗"按之心下满痛"。

　　通览《伤寒杂病论》原文，并未出现大柴胡汤主治少阳阳明合病字眼，对于少阳阳明合病的解释，《伤寒论·辨阳明病脉证并治》第179条就对太阳阳明、正阳阳明、少阳阳明做了明确的论述："太阳阳明者，脾约是也；正阳阳明者，胃家实是也；少阳阳明者，发汗利小便已，胃中燥烦实，大便难是也。"少阳阳明合病的症状应有心下急、烦躁、便秘，对照原文中大柴胡汤诸条文，其中并无"便硬、不下利"之类涉及便秘的词语，反而在第165条中有"呕吐而下利"的症状。参合前后文，我们认为不能将大柴胡汤证与少阳阳明合病画等号。《伤寒杂病论》白云阁藏本卷三中言："传阳明，脉大而数，发热，汗出，口渴，舌燥，宜白虎汤。不瘥，与承气汤""传少阳，脉弦而急，口苦，咽干，头晕，目眩，往来寒热，热多寒少，宜小柴胡汤。不瘥，与大柴胡汤"。按照张仲景学说的思想推论，由于经证与腑证是相对称的，同白虎汤与承气汤对称一样，大柴胡汤与小柴胡汤也是对称方，小柴胡汤主少阳经证，大柴胡汤主少阳腑证。

　　有众多医家认为大柴胡汤主治少阳阳明合病，从大柴胡汤的组成上看，是小柴胡汤去人参、甘草，加大黄、枳实、芍药，结合原文中提到"下之则愈，当下之"，可知此方中大黄、枳实为泻下之药，故此推论大柴胡汤是用治阳表证未解而兼有阳明腑实证，但仍有部分学者对此存疑。例如，柯琴在《伤寒附翼·大柴胡汤》中提及"此方是治三焦无形之热邪，非治胃府有形之实邪也。其心下急烦痞硬，是病在胃口，而不在胃中，结热在里，不是结实在胃……大小柴胡，俱是两解表里之剂。大柴胡主降气，小柴胡主调气"。大柴胡汤为主治少阳腑实证的方剂，其方证病机为"热结在里"，病位在少阳胆腑。因病邪仍在少阳枢机，若发热则热型同小柴胡汤证，是"复往来寒热"。胆为六腑之一，六腑以通为用。如果胆腑受邪，胆汁排泄不畅，不通则痛，兼见胆气犯胃，会引起"心下满痛"（这与临床上很多胆囊疾病患者表现为胃痛的临床实际是相符的）。如果胆腑邪热炽盛，迫使胆汁外溢，可出现黄疸。因肝胆相照，互为表里，胆病必然会影响肝的疏泄，导致气机不畅，可见"郁郁微烦"。肝胆属木，木能疏土，胆受病会影响胃土之和降，必然有"呕不止"这一关键症状，却不一定有便秘。而李东垣在《脾胃论·脾胃虚实传变论》中指出："胆者，少阳春生之气，春气升则万化安……胆气不升，则飧泄肠澼，不一而起矣。"若邪热传入少阳胆腑，与胆汁互相结聚，影响胆腑的升发，胆热下迫肠道，也可出现下利。因此，如用少阳腑实证病机解释大柴胡汤证各条文皆通顺，于医理可通。

大柴胡汤中，柴胡归肝、胆经，能疏散退热，除少阳之邪，同时又有疏肝解郁利胆之效；黄芩归心、肺、胃、胆、大肠经，可清三焦之热；大黄既可泻阳明实热，又可活血化瘀，推陈致新；枳实行气消痞除满；白芍柔肝缓急止痛；半夏和胃降逆，配生姜以止逆；大枣、生姜配伍能和营卫、行津液，调和脾胃。

大柴胡汤用药实例：

（1）患者体格壮实、面宽、肩宽、胸腹部饱满，为标准的大柴胡汤证体型。

（2）患者虽四肢凉，但平素喜冷饮，结合体型、症状，为"阳气内郁，而不能外达"的热厥证。

（3）患者表现为心情烦躁、腹胀、气促、纳差、寐差、便秘、舌淡红、苔微黄、脉数有力，辨为大柴胡汤证，遂拟大柴胡汤加减治疗。因患者无表证，柴胡应少于 10 克为宜。因患者无呕吐，有痰，遂予法半夏；如果患者呕吐明显，可予姜半夏。

（4）因患者小便不利，遂加茯苓、泽泻。

（5）久病入络、久病必瘀，遂加怀牛膝、土鳖、川芎、当归、桂枝，以温经通络、活血化瘀。

（6）《黄帝内经·素问·标本病传论》曰："小大不利治其标，小大利治其本。"因患者二便不利，遂先治其标：通二便。

大柴胡汤证患者多见体格壮实，面宽，肩宽，颈部粗短，胸腹部饱满；面部肌肉僵硬紧张，易抑郁、焦虑、激动，常有头痛、眩晕、乏力、睡眠障碍等症状；上腹部充实饱满或有压痛，舌苔厚，多有食欲不振、嗳气、恶心或呕吐、反复胃灼热、口苦、便秘等症状；特别容易腹胀、腹痛，进食后更甚，易患胰胆代谢病。胰腺炎、胆石症、胆囊炎患者，如有胆绞痛、大便干结等症状，均可考虑此方。

（孟繁甦　王悦）

温病大家赵绍琴治疗湿温病简析

临证常遇到症见胸闷、脘腹胀闷、纳差、便溏、小便不利、小便灼热、口干口渴、舌苔白腻的患者，病机特点与湿性黏滞的特性相符。如主诉大便时滴白，结合舌脉可考虑下焦湿热，运用萆薢分清饮，清热利湿。如主诉大便溏，伴有夜尿 1~2 次，睡眠易醒，眼倦，腰腿倦，可考虑湿热阻滞三焦，予三仁汤，此类病例临证较常见。湿温结合后，病情缠绵，过用凉药则留湿，过用温药则助热，因此治疗湿温病尤其要注意这两者的关系。

湿温病的发生由感受湿热病邪而致。夏秋雨湿偏盛，容易形成湿热病邪致病；嗜食生冷，损伤脾胃，水湿内停，复感外邪，内外相引，并为湿热。此病所及脏腑、部位，以脾胃为重心，可外郁遏肌表，内熏肝胆，上蒙心包，中困胃肠，下注小肠，蕴结膀胱。

温病大家赵绍琴治疗湿温病的方法主要有以下四类：

（1）芳香化湿。主要是取药物的芳香气息，可轻浮、开郁，具有解表、行气、定呕的作用，主要用于中上二焦。藿香、佩兰、白芷、苏叶、香薷、青蒿等轻清之品能够治疗湿热邪气侵犯肺卫，使肺卫不宣，症见发热恶寒、头重胸闷等。藿香梗、苏梗、青蒿梗、白豆蔻、草果、大豆卷、扁豆花、石菖蒲、郁金等能醒脾行气升清阳开窍，同时能和胃降浊而定呕，主要针对中焦症状。

（2）辛开苦降。适用于治疗中焦脾胃湿热，代表方剂为三泻心汤。药物包括半夏、厚朴、苍术、陈皮、杏仁、黄连、黄芩、黄柏、秦皮、大腹皮等。

（3）淡渗利湿。"治湿不利小便，非其治也"；"通阳不在温，而在利小便"。湿热蕴结下焦，膀胱气化失司，水道不通，清浊不分，可见尿频、尿急等泌尿系症状。治疗需清热利湿，可用泽泻、薏苡仁、芦根、白茅根、赤小豆、萹蓄、瞿麦、石膏、寒水石、滑石、木通、通草等。

（4）通腑导滞。湿热病以脾胃为中心，故治疗此病必须重视脾胃。脾胃不和，则湿热难去除。脾胃湿热，导致食滞，湿浊邪气难以下行，故大便不爽，或者黏滞，治疗时用焦三仙、鸡内金、枳实、大黄等可通腑导滞下行。

临证时，不论是上焦、中焦还是下焦湿温，治疗都应注意宣畅三焦气机。三焦通畅，则湿有去路，湿去则热不能独存。治疗湿温病必须调畅中焦气机，注意湿热停留部位，可按照上、中、下三焦大体归类。藿香正气散、新加香薷饮、藿朴夏苓汤、三仁汤、甘露消毒丹、三石汤、薏仁竹叶汤、加减正气散、郁金菖蒲汤等都是临床常用方，只是侧重点不同。

赵绍琴的用药特点是少而精，喜用轻清灵动、辛温芳香、性味平淡之品。对湿郁上焦者，多用藿香、佩兰、淡豆豉、豆卷、前胡、杏仁、枇杷叶等芳香化湿、开宣肺气，以肺主气，气化则湿亦化，湿化则热易清。对湿阻中焦者，在用芳香化湿、宣降肺气药的同时，加用陈皮、半夏、厚朴、木香、大腹皮、白豆蔻、草豆蔻、煨姜等辛开于中。对湿蕴下焦者，则用六一散、竹叶、鲜白茅根、鲜芦根、通草等导湿于下。热邪郁于内，亦当清之，然湿与热胶合，过用苦寒易致湿邪凝滞，湿不得化，气机不畅，甚至闭塞清窍、神志昏蒙，故用寒药味宜少、量宜轻，黄芩、栀子、黄连可酌情用之。宜使用升降散，所含的大黄、姜黄、僵蚕、蝉蜕能调畅气机升降，凡是遇到气机不畅、清浊不分的情况，都可考虑使用升降散，取其宣郁散热、泄火化瘀之功。

可见，湿热病邪重浊黏腻，侵犯人体发病较缓，传变较慢。临床上，初起多见湿重于热，湿中蕴热，邪遏卫气分；进而湿热并重，湿热郁蒸气分，由于湿热弥漫，可波及多处脏腑、部位；湿热久恋气分，可渐化火，则出现热重于湿的证候表现。若气分湿热郁蒸日久不解，也可化燥伤阴，深入营血，出现动风、动血等危重证候；也可因湿热邪气久困，偏于湿胜，损伤阳气，而致湿胜阳微的转归。

湿温病，病程长，病势缠绵，容易反复，治疗难度大，好转后还可能因过劳、过食、疾病等再次诱发，故治疗后的调护也非常重要。

（孟繁甦）

《伤寒论》中麻黄十三方及麻黄作用分析

麻黄，味辛微苦，性温。在《伤寒论》中用麻黄的方剂有十三条，分别是麻黄汤、葛根汤、葛根加半夏汤、桂枝麻黄各半汤、桂枝二麻黄一汤、桂枝二越婢一汤、麻杏甘石汤、大青龙汤、麻黄连翘赤小豆汤、麻黄细辛附子汤、麻黄附子甘草汤、小青龙汤、麻黄升麻汤。以下重点分析这十三方的功效及麻黄的作用。

（1）麻黄汤。

《伤寒论》第35条："太阳病，头痛发热，身疼腰痛，骨节疼痛，恶风，无汗而喘者，麻黄汤主之。"麻黄汤主治太阳表实证，主外感寒邪闭表。麻黄具有辛温发汗、散寒解表之功效。

（2）葛根汤。

《伤寒论》第31条："太阳病，项背强几几，无汗，恶风，葛根汤主之。"葛根汤主治外感风寒闭表，邪袭太阳经脉致经输不利，出现项背强几几，故用麻黄发汗解表，加用葛根辛散祛邪、生津舒经。

（3）葛根加半夏汤。

《伤寒论》第33条："太阳与阳明合病，不下利，但呕者，葛根加半夏汤主之。"《伤寒论》中治呕多加半夏，此证为太阳伤寒兼阳明呕逆，为胃气上逆致呕。

（4）桂枝麻黄各半汤。

《伤寒论》第23条："太阳病，得之八九日，如疟状，发热恶寒，热多寒少，其人不呕，清便欲自可，一日二三度发，脉微缓者，为欲愈也。脉微而恶寒者，此阴阳俱虚，不可更发汗、更下、更吐也。面色反有热色者，未欲解也，以其不能得小汗出，身必痒，宜桂枝麻黄各半汤。"桂枝麻黄各半汤以面赤、身痒为辨证要点，此为风寒郁表之轻症，故用桂枝、麻黄各半出小汗，麻黄的作用是发汗解表。此方主治表郁轻症。

（5）桂枝二麻黄一汤。

《伤寒论》第25条："服桂枝汤，大汗出，脉洪大者，与桂枝汤，如前法。若形似疟，一日再发者，汗出必解，宜桂枝二麻黄一汤。"桂枝二麻黄一汤为辛温轻剂，微发其汗。此方与麻黄桂枝各半汤均可用治表寒轻症，若感冒日久，未经发汗则宜桂枝麻黄各半汤，若已发汗则宜桂枝二麻黄一汤。麻黄在此也是起解表作用。

（6）桂枝二越婢一汤。

《伤寒论》第27条："太阳病，发热恶寒，热多寒少。脉微弱者，此无阳也，不可发汗，宜桂枝二越婢一汤。"桂枝二越婢一汤由桂枝麻黄各半汤去杏仁加石膏组成。主治表寒里热之轻症。该方与大青龙汤均可治疗表郁化热证，但桂枝二越婢一汤适合体质虚弱且偏向桂枝体质者，大青龙汤则适合体质强壮、表闭明显者。

（7）麻杏甘石汤（麻黄杏仁甘草石膏汤）。

《伤寒论》第63条："发汗后，不可更行桂枝汤，汗出而喘，无大热者，可与麻黄杏仁甘草石膏汤。"第162条："下后，不可更行桂枝汤，若汗出而喘，无大热者，可与麻黄杏仁甘草石膏汤。"麻杏甘石汤证多因风热袭肺，或风寒郁而化热，邪热壅肺而致气喘。麻黄具有开宣肺气之功，合石膏辛凉清肺热。

（8）大青龙汤。

《伤寒论》第38条："太阳中风，脉浮紧，发热恶寒，身疼痛，不汗出而烦躁者，大青龙汤主之。"第39条："伤寒，脉浮缓，身不疼，但重，乍有轻时，无少阴证者，大青龙汤发之。"大青龙汤证为风寒束表，卫阳被遏，营阴郁滞，阳郁里热之伤寒表实兼内热证。大青龙汤中麻黄用量最多，有六两，取其发汗开表之功。

（9）麻黄连翘赤小豆汤。

《伤寒论》第262条："伤寒，瘀热在里，身必黄，麻黄连轺赤小豆汤主之。"麻黄连翘赤小豆汤又称麻黄连轺赤小豆汤，主治阳黄兼有表证。身目黄染，兼有表郁，故用麻黄合杏仁、生姜辛散表邪，宣发郁热。

（10）麻黄细辛附子汤。

《伤寒论》第301条："少阴病，始得之，反发热，脉沉者，麻黄细辛附子汤主之。"此为少阴表虚证。麻黄细辛附子汤主治素体阳虚，复感风寒之证。患者外感风寒，表证脉当浮，然而脉反沉微，兼见神疲欲寐，可知病在少阴。麻黄发散外寒，附子温补里阳。

（11）麻黄附子甘草汤。

《伤寒论》第302条："少阴病，得之二三日，麻黄附子甘草汤微发汗。以二三日无里证，故微发汗也。"此外，麻黄细辛附子汤也可治疗太阳少阳两感证。相关条文为："少阴病，始得之，反发热，脉沉者，麻黄细辛附子汤主之。"可见，太少合病病情较轻缓者宜用麻黄附子甘草汤。麻黄具有开散腠理的作用。麻黄、附子一散一补，固本通阳，可使病去而不伤阳气。

（12）小青龙汤。

《伤寒论》第40条：“伤寒，表不解，心下有水气，干呕，发热而咳，或渴，或利，或噎，或小便不利，少腹满，或喘者，小青龙汤主之。”小青龙汤证是表里同病，以里证为主，即以寒饮为主，是寒饮射肺而兼表不解，并不是表证兼寒饮射肺。小青龙汤在干姜、细辛、半夏温肺化饮的基础上，加麻黄发散表寒。

（13）麻黄升麻汤。

《伤寒论》第357条：“伤寒六七日，大下后，寸脉沉而迟，手足厥逆，下部脉不至，喉咽不利，唾脓血，泄利不止者，为难治，麻黄升麻汤主之。”麻黄升麻汤共十四味药，寒热、升降、补泻药并用。在药量上，麻黄用量最重，达二两半，是桂枝、芍药、白术、炙甘草等药的10倍，而升麻的用量为一两一分，是麻黄的一半，桂枝、芍药、白术、炙甘草等药的5倍。麻黄升麻汤药味多，作用机制复杂。有文献认为“脾阳不足，清阳不升，虚火上炎，郁于肺络”是此证主要病机。“咽喉不利，唾脓血，泄利不止”等证候，突出了火郁于肺与脾气下陷。麻黄具有开宣肺气的作用。

《神农本草经》注“麻黄，主中风，伤寒头痛，温疟。发表出汗，去邪热气，止咳逆上气，除寒热，破癥坚积聚”。可将其作用归纳为“发汗、平喘、利水”。综合以上十三方，麻黄的作用均可归纳为开宣肺气、散寒。

麻黄汤、葛根汤、葛根加半夏汤均可用治风寒闭表明显者，由于个别兼证较突出，故适当加减。

中药归经理论认为麻黄归肺与膀胱经，其实其可至十二经。发越、宣通阳气是麻黄作用之根本，主要有发汗解表、宣肺平喘、利水消肿、退黄、温通经络、散寒止痛、破癥坚积聚七大作用。其中，生麻黄发汗解表和利水消肿力强，多用治风寒表实证、胸闷咳喘、风水浮肿、风湿痹痛、阴疽、痰核等；炙麻黄性温偏润，辛散发汗作用缓和，以宣肺止咳平喘力胜。

麻黄的配伍也很重要。如麻黄配桂枝，可以相须为用；麻黄配杏仁，宣肺又降肺；麻黄配甘草，可使麻黄烈性变缓而持久；麻黄配石膏，外散内清，相反相成；麻黄配苍术，澄源而流清；麻黄配熟地，滋而不滞；麻黄配附子，温里阳、散外寒；麻黄配黄芪，散中有补、补中有疏。此外，麻黄的用量、用法也很重要，应详熟于心，并反复于临证中求证，方能娴熟应用。

（孟繁甦）

《伤寒论》胃肠症状诸方证比较

胃肠症状包括恶心、呕吐、嗳气、泛酸、胀满、食欲不振、疼痛等。将上述症状归纳症候群，可分为胃部、肠道、下利等症状群。

一、以胃部症状为主

1. 以泻心汤为主

包括半夏泻心汤、甘草泻心汤、生姜泻心汤。以心下痞为主要症状，包括心下痞硬（满而不痛或胀闷发堵）、呕恶、下利（或便溏）、肠鸣等，或者兼有其他症状，如胃疼、食欲不振。

三个泻心汤组方特点：

（1）都有黄芩、黄连：清热除痞满兼止下利。

（2）半夏、生姜：降逆止呕。

（3）人参、炙甘草、大枣：益气补中。胃气不振的主因是客邪内虚，故用此三药补中。

注：生姜泻心汤对嗳气、食臭有良效。服用该方后，可能会有眩瞑状态。

另外，若恶心比较严重，可以加用吴茱萸汤，适用于水气上冲波及头脑者，若胃热则不适用。

2. 以嗳气为主

包括呃逆、泛酸。有心下痞硬，但无肠鸣、下利、大便干。可用旋覆代赭汤治疗。若胃酸多，则加制酸药海螵蛸。

3. 以胀满为主

以胀满为主，也有呃逆，治以茯苓饮。胀满明显可加木香、砂仁等芳香药物，但需注意消导，香窜药物过多对人体无益。

4. 以痛为主

建中汤证，可予小建中汤，适合胃虚寒者，若为虚热则不适用。若有呕恶也不可用，呕恶不喜甘。还可用甘草粉蜜汤，去铅粉，加白及。食欲不振可以加半夏厚朴汤。若有虚寒阴证胃痛，可予四逆汤类。

二、以肠道症状为主

主要症状包括腹痛、下利和便秘或大便不通。

1. 偏阳性腹痛

（1）桂枝加芍药汤。

（2）桂枝加大黄汤。

（3）小建中汤。

（4）黄芪建中汤。

2. 偏阴性腹痛

（1）水毒为患，用当归芍药散。

（2）水毒加气滞，腹痛，心下胀满，不恶心，用当归芍药散和四逆散。

（3）腹痛并伴有呕吐，用小柴胡汤。

（4）腹痛并伴有外感症状，用柴胡桂枝干姜汤。

（5）急腹症、急性阑尾炎和胆囊炎，用大柴胡汤和大黄牡丹皮汤。慢性阑尾炎，则用四逆散和当归芍药散。有脓肿者，加薏苡仁排脓。

3. 不属于消化系统的腹痛，多与血分有关

（1）桃仁承气汤：少腹急结，其人如狂。

（2）下瘀血汤：痛在脐下。

（3）土瓜根散：少腹满痛，瘀血结热。

（4）枳实芍药散：血滞气阻或恶露不下之腹满痛。

（5）芎归胶艾汤：下血不止虚性腹痛。

4. 阴性腹痛

（1）附子粳米汤：呕吐、腹中寒痛。

（2）大乌头煎：寒疝、绕脐痛（痛剧甚的哮喘、下漏、睾丸肿痛）。

（3）当归四逆汤和四逆散加附子、吴茱萸：寒疝、绕脐痛（痛剧甚的哮喘、下漏、睾丸肿痛），此组方效果比大乌头煎好。

（4）乌头汤、乌头桂枝汤：寒疝。

（5）大建中汤。

三、以下利症状为主

1. 下利有表证，表里并病

（1）桂枝加葛根汤：下利兼有表证，汗出。

（2）葛根汤：下利兼有表证，无汗。

（3）葛根芩连汤：里热壅盛，内外有热。

（4）五苓散：下利兼有表证，小便不利而渴欲饮水。

（5）桂枝人参汤：中虚少热，下利不止、心下痞硬的协热利。

（6）白通汤：表阴证，但未到下利清谷。

2. 下利若不见表证和柴胡证，多属于黄芩汤证

（1）若伴有干呕、发热，偏于实证，用黄芩加生姜半夏汤。

（2）若无腹痛，心下痞满，用六物黄芩汤。

（3）若烦热较明显，出血心悸而烦，用黄连汤。

（4）若上热下寒，表现为上热（胸中烦热）、下寒（下利、心下痞硬），食入即吐，用干姜黄芩黄连人参汤。

（5）下利伴有柴胡证，用柴胡剂治疗。有腹痛，则用小柴胡加白芍。口干舌燥，加石膏。

（6）下利，胸胁满，用四逆散。

（7）呕而下利，发热不止，脉数，用大柴胡汤或合调胃承气汤。若有黏血，则加桂枝茯苓丸。

（8）夏季细菌性痢疾，里急后重、肛门灼热、腹痛、便脓血，用白头翁汤加大黄。若腹痛，加芍药。若脉滑实、痢胃欲止，且有呕，可合大柴胡汤。

（9）红水痢，细菌性痢疾的一种，病势急，可短时间导致虚脱。治以白头翁汤加阿胶、甘草，也可予大柴胡汤加桂枝茯苓丸和大黄牡丹汤。治法为泻下，同时需要清热。

（10）噤口痢，不可用下法，予小柴胡汤。与小柴胡汤证不同，大柴胡汤证的症状包括呕而下利，实为里有结实，故心下急甚至心下痞硬。

3. 下利属于虚寒

（1）四逆汤：下利胀满，汗出，呕吐，亡津液导致四逆厥冷。

（2）通脉四逆汤：少阴太阴并病。

（3）真武汤：里有水饮，下利，心悸头眩。

（4）桃花汤：下利腹痛，便脓血，脉微迟，无热象。

（5）赤石脂禹余粮汤：久泻不止，无脓血。

（6）乌梅丸：久泻，虚寒在里。

4. 大便不通、胃家实

（1）可用三个承气汤、柴胡加芒硝汤、大柴胡汤。

（2）老年人虚秘，脾约证，用麻子仁丸。

　　本文归类了《伤寒论》中消化证候诸方。一方面，通过《伤寒论》原文可了解经方治疗的病症，掌握方证病机后可扩大经方使用范围，只要病机相同，就可灵活使用经方。另一方面，通过研究各种证候，归类出内在的病变机理，也能给出方药。如大便难、大便干结，寒热虚实皆可引起排便困难。重视病机，透过疾病的外象，挖掘内在的病变机理，才是辨证的核心。总的来说，要重视"方证相应"，而不是"方症相应"。前者重视内在病机，后者仅对应表象。重视病机可做到提纲挈领，纲举目张，仅对应症状则可能一叶障目，不见森林。

（孟繁甦）

附子方

《伤寒论》第304条："少阴病，得之一二日。口中和，其背恶寒者，当灸之，附子汤主之。"第305条："少阴病，身体痛，手足寒，骨节痛，脉沉者，附子汤主之。"

附子汤功在温经扶阳，驱寒除湿，主治少阴阳虚寒湿身痛证，以肢体寒冷不温，背部畏寒，关节疼痛，舌淡、苔白润，脉沉弱为辨证要点。附子汤重用炮附子温经回阳，祛湿止痛；配人参温补元阳，扶正祛邪；配白术温补脾气，化湿止痛；佐茯苓健脾利湿、芍药通络止痛，共奏补阳化湿、温经止痛之功。

清代名医尤在泾言："口中和者，不燥不渴，为里无热也。背恶寒者，背为阳，而阴乘之，不能通于外也。阳不通，故当灸之，以通阳痹；阳不足，故主附子汤以补阳虚。非如麻黄附子细辛之属，徒以温散为事矣，此阳虚受寒，而虚甚于寒者之治法也。"背恶寒、口中和是辨证眼目。少阴与太阳相表里，督脉及足太阳膀胱经皆循行于背，故背为阳之府，少阴真阳不足，既不能温煦督脉，又不能温煦太阳，故恶寒以背部为甚。证属少阴阳虚，寒湿阻遏，治法须灸、药并用。附子汤温阳化湿，"灸之"可祛寒通阳。阳通湿化，背恶寒、身体痛自然易愈。

附子汤的方证特点有二：

（1）阳虚身痛：少阴阳衰阴盛，寒湿失于温化，浸渍于肌肉，留滞于关节，故身体痛，骨节痛；阳气虚衰，寒湿留滞，阳气不能充达于四肢，故手足寒；阳虚阴盛，加之寒湿阻滞，故脉沉而不起。

（2）常出现杂病中阳虚阴盛、水寒浸于筋脉骨节的病证，如腰冷痛、风湿痹症、关节炎、湿疹等阳虚水湿证。

附子汤与桂枝新加汤鉴别：两者都可以治疗身痛，但桂枝新加汤主治发汗后表邪未解，而正气虚导致的筋骨失养，伴有发热、汗出等营卫不和表现。

附子汤与白虎加人参汤鉴别：两者都可以治疗背寒。附子汤证为少阴虚寒，病程始终以寒为主导。白虎加人参汤证则为热盛大汗出后之背寒，恶寒程度轻微。

真武汤和附子汤都是经方，两方组成仅差一味药，真武汤用生姜，附子汤用人参，其余药物相同，皆为附、术、苓、芍，如果单从药物组成来看，不易区别两方。所不同者,附子汤附、术倍用,并伍人参,重在补阳气、散湿气;真武汤附、术半量,更佐生姜,重在温散水饮。

从原文来看,两方证相同症状有发热、腹痛及身体疼痛(如四肢疼痛、筋骨疼痛)。所不同者,真武汤条文明确指出其病机是"有水气",水气变化较多,故口中不和而有呕,心下悸,头眩,身𥆧动,振振欲擗地,小便利或不利,下利,咳嗽等。附子汤条文明确指出其病机是"子脏开",可见背恶寒,手足寒,少腹如扇等,故以附子汤温其脏。张仲景用真武汤重在除水气,用附子汤重在温其脏,两方的使用目的不同。

附子汤证与真武汤证相较,虽同属阳虚有寒,水湿泛滥,但一为有形之寒水,泛滥于三焦表里上下,一为无形之湿气,弥漫于筋肉骨节之间。寒水盛则损伤脏腑,湿气多则殃及筋骨。故虽皆有身体疼痛,但真武汤证偏于四肢沉重,而附子汤证偏于筋骨疼痛。附子汤证与真武汤证,虽同属肾阳虚兼水湿之邪为患,但附子汤证阳虚较甚,寒湿之邪凝滞于筋肉骨节之间,以筋骨疼痛为主;真武汤证为阳虚而水气浸渍内外,以腹痛、小便不利、四肢沉重疼痛、自下利,或咳,或小便不利,或下利,或呕为主。

（孟繁甦 王悦）

麻黄附子三方鉴别

麻黄附子三方组成虽少，但效宏力专。以下为此三方使用要点。

（1）麻黄附子细辛汤。

麻黄二两　细辛二两　附子一枚（炮，去皮，破八片）

上三味，以水一斗，先煮麻黄，减二升，去上沫，内诸药，煮取三升，去滓，温服一升，日三服。

《伤寒论》第301条："少阴病，始得之，反发热，脉沉者，麻黄附子细辛汤主之。"

此方主治太少两感证。太少两感证既可有脉沉、欲寐、四肢不温的少阴里虚证，也可有恶寒、发热的太阳表证。麻黄附子细辛汤用麻黄发太阳之汗，以解其在表之寒邪；以附子温少阴之里，扶植命门之真阳；细辛性热味辛，通彻表里，走表助麻黄发汗，走里助附子散寒。三药合用，是在温经助阳之中微微发汗，以散寒邪，又在发表祛寒之间维护阳气，以温少阴。

（2）麻黄附子甘草汤。

麻黄二两（去节）　甘草二两　附子一枚（炮，去皮，破八片）

上三味，以水七升，先煮麻黄一两沸，去上沫，内诸药，煮取三升，去滓，温服一升，日三服。

《伤寒论》第302条："少阴病，得之二三日，麻黄附子甘草汤微发汗。以二三日无里证，故微发汗也。"

此证亦属少阴表证，当与上证鉴别。"二三日无里证"是该证的辨证要点，因少阴病多为里阳虚衰，表证期往往很短暂，迅即阳虚寒化而出现典型的少阴里虚寒证。现得之二三日，尚未见厥利等里虚寒证，一者说明邪虽在表，但表邪已衰，一者说明里虚不甚，故未传变。此证较上证更为轻浅，因此微发其汗即可。

以上两证，俱当无汗，因为除非亡阳，阴证一般不会汗出。此证也当有"反发热"。二三日后，是表证即将消失，里证将要出现之时，故文中特指"无里证"。从"微发汗"可知，发热只是"身微热"而已。

麻黄附子甘草汤即麻黄附子细辛汤减去细辛，加炙甘草而成。因表邪更轻，故不需要细辛外通内助；用炙甘草之甘缓以达微微发汗之目的。

《经方实验录》曾记载一则医案：五岁男童患少阴病，治愈后复感风寒，复发嗜寐之恙，脉转微细，再现少阴病象，以麻黄附子甘草汤轻剂与之，四日而愈。可见麻黄附子甘草汤对于太少两感证之轻症有良效。

（3）麻黄附子汤。

麻黄附子汤是将麻黄附子甘草汤中的麻黄二两改为三两（《金匮要略·水气病脉证并治》），主治水气病脉沉细属少阴者。方中用麻黄宣肺、发汗、利水，宣肺可复肺气宣降之常态，发汗可使水气从毛窍外泄，利尿可使水湿从小便迅走。附子温肾阳以助气化。甘草调和诸药。三药相伍，既能调理肺肾之功能，又可排泄体内之积水，对肾阳不足之水肿病，投之每有效验。可见麻黄附子汤和前两方不同，主治少阴阳虚水泛，麻黄虽有解表之效，但在此处应用目的不在解表，而在发汗、利水，以解水气病。

（4）总结。

麻黄附子细辛汤，主治病重势急，外寒与里寒均较重者，故以麻黄、附子配细辛，助阳发汗，使表里之邪速解；麻黄附子甘草汤，主治病轻势缓者，故用麻黄、附子配甘草，助阳益气而微发汗，使表里之邪缓解；麻黄附子汤，重用麻黄宣肺、发汗、利水，附子温肾阳以助气化，以解少阴水泛。

麻黄附子细辛汤、麻黄附子甘草汤和麻黄附子汤均是治疗太阳少阴合病之方。麻黄附子细辛汤证和麻黄附子甘草汤证为少阴阳虚于内，太阳寒郁于外；麻黄附子汤证则是少阴阳虚于内，寒水泛滥于表。相同点是少阴阳虚，命门火衰。不同点是，前者为无形之寒气郁于外，后者是有形之寒水泛于表。麻黄附子细辛汤证和麻黄附子甘草汤证病性相同，只是有轻重缓急之别。

麻黄、附子、细辛、甘草四味药中，麻黄、附子、细辛为动药，走而不守，动窜不居；甘草为静药，守而不走，益胃生津。麻黄发散阳气，附子既温阳又通阳，细辛沟通太阳和少阴，通彻表里，引阴出阳，因此麻黄附子细辛汤适合阳虚寒凝之重症、急症治疗。甘草甘缓守中，使麻黄、附子药力和缓而持久，因此麻黄附子甘草汤适合阳虚寒凝之轻症、缓症治疗。麻黄附子汤温阳发汗，可治阳虚水泛之"一身悉肿"。麻黄剂量由二两加至三两，可助挣脱附子的"地心引力"而开"鬼门"，发汗利水以消肿。麻黄附子甘草汤和麻黄附子汤两方虽药味相同，但后者麻黄加量后，其治疗重点则由祛太阳"无形之寒气"改为散太阳"有形之寒水"，个中差异，值得玩味。

（孟繁甦）

厥阴方之麻黄升麻汤

　　麻黄升麻汤是《伤寒论》中药物组成最多的方剂，主治上热下寒证，以咽喉肿痛，唾脓血，泄利不止，舌红、苔白滑，脉沉微细为辨证要点。此方应用较少的原因大概如下：其一，从后世对此方存在各种解说可知其不好理解，医家对疑惑之方自然少用。其二，用药庞杂，不好记忆。若非有书在手，仓促之间自然不易开出这种大方。其三，症状复杂，"分温三服，相去如炊三斗米顷，令尽"，显然是急性重病，本就难治，一般在临床上很少碰到这类基本符合的证候。名老中医吴棹仙亦云："此证余五十余年仅见一例耳。"其四，明代名医缪希雍在《神农本草经疏·升麻》中言："凡吐血、鼻衄，咳嗽多痰，阴虚火动，肾经不足，及气逆呕吐，惊悸怔忡，癫狂等病，法咸忌之。误用多致危殆。"此说一出，医家选用麻黄升麻汤治肺痿"唾脓血"会更为慎重。其五，清代名医柯琴断此方非仲景方，为后世粗工所为，此论对后世影响很大。

　　《伤寒论》曰："伤寒六七日，大下后，寸脉沉而迟，手足厥逆，下部脉不至，喉咽不利，唾脓血，泄利不止者，为难治，麻黄升麻汤主之。"

　　此证"伤寒六七日，大下后"，出现严重脱水而导致"寸脉沉而迟，手足厥逆，下部脉不至"。"下部脉不至"说明少阴肾阳虚甚而呈现脉沉微欲绝之象。至于"手足厥逆"，结合此证的证候，无疑属于寒厥。寒厥，类似于重症病房中一些组织低灌注的情况。

　　此证"喉咽不利，唾脓血"，"喉咽不利"是指咽喉肿痛，吞咽困难，"唾脓血"，"脓"者，质黏稠、色黄，是热盛极所致。"喉咽不利，唾脓血"，同时伴有"泄利不止"，为难治之证。"泄利不止"，是少阴寒甚，阳气不能内守。其病理在上则热极、在下则寒甚，系上热下寒、寒热两极之证。此证与干姜黄芩黄连人参汤证均属上热下寒，前者为肺热肠寒，后者为胃热脾寒，故可鉴别，还当与厥阴病寒热错杂证相鉴别。

　　麻黄升麻汤由麻杏甘石汤、当归四逆汤去细辛、理中汤去人参，加升麻、黄芩、葳蕤、天冬、茯苓而成。从药物配伍来看，麻黄、升麻剂量明显大于其他药物，麻黄宣肺透表，升麻清热解毒，共为君；生石膏、黄芩、知母、天冬、玉竹清胃热、滋肺阴，白术、茯苓、干姜温中祛寒、健脾燥湿，共为臣；当归、芍药、桂枝、炙甘草养血活血、温通寒凝，为之佐。全方熔透表、宣肺、清热、解毒、滋阴、温中、散寒、养血、活血于一炉，聚汗、清、补、温于一身。

麻黄升麻汤证的证候表现有：寸脉沉而迟，手足厥逆，下部脉不至，喉咽不利，唾脓血，泄利不止。临床上可见于重症肺炎、肺脓肿、感染性休克等患者，泄利不止类似于重症患者的急性胃肠功能障碍，关乎患者预后。此方寒热并用，兼顾太阳、阳明、少阴，以解上热下寒之苦。

麻黄升麻汤是否仲景方？可谓见仁见智，莫衷一是。古代医家大多对麻黄升麻汤无异议。最早认为麻黄升麻汤非仲景方的大概是柯琴，他在《伤寒附翼》中云："六经方中，有不出于仲景者。合于仲景，则亦仲景而已矣。若此汤，其大谬者也。……以治阳实之法，治亡阳之症，是速其阳之毙也。安可望其汗出而愈哉！……且用药至十四味，犹广罗原野，冀获一兔，与防风通圣等方，同为粗工侥幸之符也。"受柯氏影响，后世舒驰远、汪机、郑钦安、丹波元坚、山田正珍、陆渊雷、叶橘泉、任应秋、胡希恕、郭子光等都持这种否定看法。否定的原因大略如下：其一，方药与证候不合，以治阳实之法治亡阳之症；其二，用药庞杂，四面合围，与仲景风格不合；其三，剂量单位有问题，汉代重量单位无"分"，晋代才在衡重的"两"和"铢"之间加了"分"；其四，既是难治，不应说主之。要是主之，就不能说是难治。当然，也有反对柯氏此论断的医家，如程门雪云"柯氏未之思，遽下断语，不当也"，又云"纵非仲师方，亦后贤有得之作，未能一概抹杀也"。近时医家开始重视此方，如李士懋、黄仕沛等，但总体来说，麻黄升麻汤在临床的应用不太广泛，有些临床应用似是而实非。

（孟繁甦）

大黄附子汤证

大黄附子汤是辨证治疗寒结的重要方剂。《金匮要略·腹满寒疝宿食病脉证并治》云:"胁下偏痛,发热,其脉紧弦,此寒也,以温药下之,宜大黄附子汤。"原方组成:大黄三两,附子三枚(炮),细辛二两。上三味,以水五升,煮取二升,分温三服。此条文论述的是寒实内结的证治,主治腹痛及大便不通。方中三味药物,附子、细辛为温热药物,能温经散寒止痛,大黄苦寒,能泻下寒积。此方虽小,但寒热并用,对寒实性腹痛治疗效果佳。三药联合使用,既能通便,又不会苦寒伤正。大黄性苦寒,气味重浊,直降下行,走而不守。《神农本草经》说大黄具有荡涤肠胃、散寒止痛、温运脾胃的功效。三者合用,寒热并用,去性取用,可避免大黄苦寒凝滞之弊端,同时促进肠道疏通。

大黄附子汤主治胁下偏痛。胁下指胃脘及腹部疼痛,病机是由于寒气凝结不通,寒邪凝滞。此条文中,"发热"应为正邪相争所致,非实热之发热,患者应伴有舌淡苔白、无口干口渴等热象。总之,若因体内寒邪凝滞而痛,可考虑使用大黄附子汤,并非限于大便不通。

单纯的寒证或热证,临床并不多见。寒热错杂更为常见,也更为复杂,且可存在上下、表里等。如《药治通义》曰:"半夏、生姜、甘草三泻心汤,治中焦冷热不调;栀子干姜汤、黄连汤、乌梅丸、干姜黄芩黄连人参汤,治上热下冷;柴胡桂枝干姜汤,治水热相并之类,是寒热同用也。此皆所病之证,本属错杂,故药之攻补寒热,各有相对者也。又有病但寒但热,而寒热并行者,如大青龙汤、桂枝加大黄汤、大黄附子汤、备急丸之类,是其药一取其性、一取其用,性用相借,自作为一种方剂矣。"

上下寒热包括上热下寒、上寒下热。如《金匮要略·呕吐哕下利病脉证治》"干呕而利者,黄芩加半夏生姜汤主之",主治胃寒而干呕,肠湿热而下痢。《伤寒论》"伤寒,胸中有热,胃中有邪气,腹中痛,欲呕吐者,黄连汤主之",主治上热之胸中烦热、呕吐(胃、胸膈),下寒之胃中有邪气、腹(脾、肠)中痛。

表里寒热包括外寒内热、外热内寒。治外寒内热方,如大青龙汤,用麻黄、桂枝、生姜发表散寒,生石膏内清郁热,以治风寒表实兼内热烦躁证,此表寒为实寒；又如附子泻心汤，用附子扶阳固表，大黄、黄芩、黄连泄热消痞，以治热痞兼表阳虚证，此表寒为虚寒。治外热内寒方，如柴胡桂枝干姜汤，治疗少阳太阴合病，用柴胡、黄芩和解少阳以治外热，干姜、桂枝温化水饮以治内寒。

赖海标教授按语

大黄附子汤具有温阳散寒、通腑止痛的功效。《金匮要略·腹满寒疝宿食病脉证并治》里的"胁下偏痛"，原意是说胁下一侧痛，但胡希恕认为，这个方剂不止治胁下，对偏侧疼痛也起作用，如肚子一侧痛，腰一侧痛，腿脚一侧痛，肩周炎、关节痛等，只要身体的一侧痛就可以这个方剂为基本方，但要加减变化，如腿脚痛，可合用芍药甘草汤。后世以此方加减治疗胆绞痛、胆囊术后综合征、慢性痢疾、尿毒症等属寒积者，常获良效。

《成方便读》云："胁下偏痛，发热，其脉弦紧，此阴寒成聚，偏着一处，虽有发热，亦是阳气被郁所致。是以非温不能散其寒，非下不能去其积，故以附子、细辛之辛热善走者搜散之，而后大黄得以行其积也。"

《止园医话》云："中医治疝之药，率用川楝子、小茴香、青木香、橘核、荔枝核、山楂核、炒元胡等，轻症疝气，相当有效，甚则用附子，其效卓著。然以余之经验，最效之方，则为附子与大黄合剂，此种用药系合大热大寒，同时并用，纵有古方，未免骇俗。然余实已经过数十年之临床实验，以附子、大黄加入普通治疝气之药中，即上列川楝子等药，速收特效，不可思议。此治外疝之经验谈也。"中医所说的疝即腹痛，寒疝即寒性腹痛，与西医所说的疝概念不一样。《说文解字》云："疝，腹痛也。"《诸病源候论》的论述更是精到："疝者，痛也。此由阴气积于内，寒气结搏而不散，腑脏虚弱，风冷邪气相击，则腹痛里急，故云寒疝腹痛也。"此病主要是受寒发作，按其腹部高突不平，有如山陵起伏，故名。

以上名医经验，诚可借鉴，建议在临证中详加体会。

（孟繁甦）

上有热、下有寒之黄连汤证

《伤寒论》第173条："伤寒，胸中有热，胃中有邪气，腹中痛，欲呕吐者，黄连汤主之。"

黄连汤方：

黄连三两　甘草三两（炙）　干姜三两　桂枝三两（去皮）　人参二两

半夏半升（洗）　大枣十二枚（擘）

上七味，以水一斗，煮取六升，去滓。温服，昼三夜二。

对于"胸中""胃中"，不同的医家有不同的解释。有人认为"胸中"是与"胃中"相对而言，前者指上部，包括胃之上脘及胸膈；后者指下部，包括胃之下脘及脾肠。胸中有热，言热邪偏结于上，热结则气机不调，气机上逆则欲呕吐。胃中有邪气，即寒邪偏结于下，寒凝则脾络不通，脾络不通则腹中疼痛。有人则认为"胸中"与"胃中"是指上下之病位。"胸中"是指胃；"胃中"是指肠道。胃肠属中焦，中焦为脾胃，胸中有热而胃气不降反升，所以"欲呕吐"；肠中有寒而脾阳不升反降，所以"腹中痛"。

黄连、干姜均入中焦，脾寒胃热或可做解释。黄连汤中，黄连苦寒直清胃中之热，干姜辛热直温脾中之寒，两药合用辛开苦降、清上温下，同为主药。佐以桂枝温通上下之阳气，半夏降逆止呕，配以人参、甘草、大枣之甘温，补脾益气，和胃安中。全方辛、苦、甘三味调和，攻补相兼，使脾阳升者升、胃气降者降，脾胃升降有序，阴阳寒热得以平和。

黄连汤与半夏泻心汤同遵寒热并用、攻补兼施之旨，行辛开苦降之法，方中均含黄连、干姜、半夏、人参、甘草、大枣，共治腹痛、下利、欲呕之症。两方不同之处是：上述药物加黄芩之苦寒，即为半夏泻心汤，治腹痛、下利、欲呕之胃热偏胜者；去黄芩，加桂枝之辛热，即为黄连汤，治腹痛、下利、欲呕之肠寒偏胜者。黄连汤去黄芩，或是因为小柴胡汤方后曾载"若腹中痛者，去黄芩"，可见腹中痛者不宜用黄芩，同时也可佐证半夏泻心汤证与此证病机虽同为寒热交阻，但半夏泻心汤证邪热偏胜，所以黄芩、黄连同用，而此证寒邪偏胜，所以去黄芩加桂枝。黄连汤加桂枝或有解表之意。徐灵胎曾言："诸泻心之法，皆治心胃之间寒热不调，全属里证。"此方以桂枝易黄芩，去泻心之名而曰黄连汤，乃表邪尚有一分未尽，胃中邪气尚当外达，故加桂枝一味，以和表里，则意无不到矣。

此证寒热错杂，属太阴、少阳之中间证，所以方选泻心、理中合剂。喻嘉言认为此方"不问上热下寒、上寒下热，皆可治也"。黄连汤是寒热并用的代表方，在临床中当根据患者病情辨证施治。

黄连汤证的病机是"胸中有热，胃中有邪气"。清代名医喻嘉言深研《伤寒论》，对此有精到见解："夫表里之邪，则用柴胡、黄芩；上下之邪，则用桂枝、黄连。表里之邪，则用生姜之辛以散之；上下之邪，则用干姜之辣以开之。仲景圣法灼然矣……变柴胡汤为黄连汤，和其上下，以桂枝易柴胡，以黄连易黄芩，以干姜代生姜。饮入胃中，亦听胃气之上下敷布，故不问上热下寒、上寒下热，皆可治之也。"

小柴胡汤、柴胡桂枝干姜汤、半夏泻心汤、黄连汤这四条方组成相似，相差也就一二味药。小柴胡汤、柴胡桂枝干姜汤和解半表半里，其中小柴胡汤偏半表、柴胡桂枝干姜汤偏半里，主治表里不和；半夏泻心汤、黄连汤调理半上半下，其中半夏泻心汤治胃热脾寒、黄连汤治胸热胃寒，主治上下不和。

（孟繁甡　王悦）

小柴胡汤与半夏泻心汤类方鉴别

《伤寒论》论及 113 方、82 种中药，药物种类不多，但组方搭配细致入微，处处体现了辨证论治精神。毋庸置疑，小柴胡汤在《伤寒论》中有重要意义，其主治少阳病，病位在半表半里，汗下皆非所宜，治宜和解枢机、调畅气机、通利三焦。

小柴胡汤药物分为三组：柴胡辛平升散，黄芩苦寒降泄，是和解少阳的基本结构；半夏、生姜燥湿化痰、降逆止呕；人参、炙甘草、大枣补中，扶助胃气，固护中焦。与小柴胡汤组成及方义相似的有三泻心汤、干姜黄芩黄连人参汤等方，辛开苦降，寒温并用，攻补兼施，调畅气机。

半夏泻心汤是在小柴胡汤的基础上去柴胡、生姜，加黄连汤、干姜汤而成。半夏泻心汤重用半夏为君，半夏味辛性滑，燥湿化痰，降逆止呕，辅以干姜温中散寒，两者相辅健脾阳，辛散寒结；黄芩、黄连相协，苦降邪热。四药合用，辛开苦降，可治疗脾胃失调之心下痞满。人参、大枣、甘草补中益气。故辛苦并用、补泻结合、寒热兼施是半夏泻心汤配伍的特色。此方以"心下痞满，或呕吐，肠鸣下利，舌苔薄黄而腻，脉滑数"为辨证要点，病位在胃肠，其心下痞的特点是"满而不痛"。

其他两个泻心汤——甘草泻心汤和生姜泻心汤，都是半夏泻心汤适当加减而成。

甘草泻心汤加大甘草用量，重在补中。甘温之味重在健脾益胃以治本，辛开苦降之法意在散寒降热以治标。诸药合用，健脾胃则运化得复，调寒热则痞满自除。

生姜泻心汤是半夏泻心汤减干姜二两，加生姜四两而成。主治胃虚水饮食滞致痞证。以心下痞硬，按之不痛，干噫食臭，肠鸣下利，舌苔白滑，脉濡为辨证要点。

黄连汤则是半夏泻心汤去黄芩加桂枝而成，也有辛开苦降之义。黄连苦寒直折胃热，干姜辛热以温脾阳，具有清上温下的作用。桂枝温通上下之阳气，半夏降逆止呕，配人参、甘草、大枣之甘温，补脾益气，和胃安中。全方辛、苦、甘三味调和，攻补相兼，使脾阳得升、胃气能降，脾胃升降有序，阴阳寒热得以调和。

　　半夏泻心汤和黄连汤同具清上温下的作用，方中均有黄连、干姜、半夏、人参、甘草、大枣六味药，主治腹痛、下利、欲呕。半夏泻心汤有黄芩，适用于腹痛、下利、欲呕之胃热偏胜者。黄连汤有桂枝，适用于腹痛、下利、欲呕之肠寒偏胜者。

　　干姜黄芩黄连人参汤同样具有辛开苦降、寒热并用、攻补兼施的用药特点，组方类似半夏泻心汤。黄芩、黄连苦寒清胃热；干姜辛温补脾阳；人参益气补中，以复脾胃升降斡旋之职。该方证以"烦热，口苦，呕逆，食入即吐，下利，舌苔白，脉数"为辨证要点。

（孟繁甦）

火郁发之

　　"火郁发之"一词，首见于《黄帝内经·素问·六元正纪大论》："帝曰：善。郁之甚者，治之奈何？岐伯曰：木郁达之，火郁发之，土郁夺之，金郁泄之，水郁折之，然调其气，过者折之，以其畏也，所谓泻之。"对于"发之"，王冰注"发，谓汗之，令其疏散也"，后世多衍为发汗法、升阳散火法等。

　　外感、内伤皆可致郁。叶天士《临证指南医案》曰："邪不解散，即谓之郁。"《赤水玄珠·郁证门》亦曰："夫郁者，结滞而不通畅之谓，当升而不得升，当降而不得降，当变化而不得变化，所以为郁。""火郁"即在某种原因作用下使热邪伏于体内，不得升散和外达，则氤氲于内而致病。究其因，或为外感邪气郁久化热而成"实火"，或为内伤七情、饮食劳倦所生"阴火"内陷。故凡造成郁滞的因素均可导致火郁病证发生，从而出现气机闭而不通，或通而不畅，气血运行受阻，郁而化火之证。正如《丹溪心法》所云："气有余便是火。"

　　《伤寒论》之大青龙汤证为外寒郁闭极重，而里热已起。"太阳中风，脉浮紧，发热恶寒，身疼痛，不汗出而烦躁者，大青龙汤主之。"若寒邪郁闭太甚、正气被遏抑过重，或时间较长，紧极转缓，闭极则弛，身疼变身重，烦躁转沉静，类似于但欲寐，而必然有发热，脉浮主表，缓为紧数有力之变，反映正气被遏而郁，非微细也，脉症皆异于上述条文。"伤寒，脉浮缓，身不疼，但重，乍有轻时，无少阴证者，大青龙汤发之。"其实质仍为重症，急症寒郁化火，无少阴证，故直言"发之"，"发之"较"主之"病情更为紧急。此为火郁发之的典型条文。

　　麻杏石甘汤证为外寒郁闭、肺火炽甚。此证与大青龙汤证寒闭郁火，标本有异。大青龙汤证外寒郁闭为本，郁而化热为标，故倍用麻黄并配桂枝宣透寒闭为要，佐以石膏兼清里热。麻杏石甘汤证肺火炽甚为本，兼有外寒郁闭，故重用石膏清解，辅以麻黄宣肺透邪。

　　麻黄汤为治太阳伤寒表实证之方。"太阳病，头痛发热，身疼腰痛，骨节疼痛，恶风，无汗而喘者，麻黄汤主之。"寒邪郁于表，肺气失宣，"其在皮者，汗而发之"，故麻黄汤发汗，可防止寒邪入里化热。

　　桂枝汤为群方之首，是治太阳中风表虚证的主方。"太阳中风，阳浮而阴弱，阳浮者，热自发，阴弱者，汗自出。啬啬恶寒，淅淅恶风，翕翕发热，鼻鸣、干呕者，桂枝汤主之。"《温病条辨》中首列桂枝汤，此方主治卫强营弱，即有邪气郁闭于肌表，因势利导解肌透邪而汗解。透邪汗解，寓"火郁发之"之意。

温病治疗更注重火郁发之。刘完素的防风通圣散既能清泄内火，又有麻黄、荆芥、防风、薄荷解表透邪，即寓"火郁发之"之意而表里双解，可达透邪清热之效。杨栗山的增损双解散包括僵蚕、蝉蜕、姜黄、荆芥穗、防风、薄荷、黄连、黄芩、连翘、栀子、桔梗、生石膏、滑石、甘草、酒大黄、芒硝、当归、白芍，实是表里双解、上下分消之剂。陶节庵的三黄石膏汤由黄连、黄芩、黄柏、生石膏、麻黄、栀子、豆豉、葱白组成。蒲辅周认为该方是重症肺炎救急之要方，方中以三黄清三焦之火盛，栀子导热下行，石膏倍用以清阳明之热，配合麻黄、葱白、豆豉，开表闭而散热，即在解毒清火之中寓"火郁发之"之意。升降散由大黄、姜黄、僵蚕、蝉蜕四味药组成，能调畅气机升降。凡是遇到气机不畅、清浊不分，都可考虑使用升降散，取其宣郁散热、泄火化瘀之功。

银翘散、桑菊饮、新加香薷饮、五加减正气散、三仁汤、桑杏汤等治疗温病初起名方，皆有辛凉透邪之功，寓"火郁发之"之意。章虚谷在《温热经纬·叶香岩外感温热篇》中言："邪在卫分，汗之宜辛凉轻解。清气热不可寒滞，反使邪不外达而内闭，则病重矣。"此言更阐明温病邪在卫分，用药不可寒滞，若有碍宣透外达，过凉可致病情加重。

名老中医赵绍琴的温病专著可助深入体会火郁发之的理论，凡是邪气在卫气营血，治疗过程处处体现了火郁发之。

（孟繁甦　王悦）

冰敷并非"放之四海而皆准"的物理退热方法

临床遇到发热患者时，护理过程可能用冰敷较多。实际上，冰敷并不适合所有发热患者，下文将从伤寒、温病角度简要分析。

伤寒六经中，以三阳病发热多见。"太阳病之为病，脉浮，头项强痛而恶寒。"太阳病，恶寒必有发热。发热是机体与寒邪相争，正气祛邪外出的过程。太阳表证，为肌表受到寒邪侵袭。《伤寒论》强调祛邪当因势利导，在表的邪气，应用发汗解表法。无论是麻黄汤还是桂枝汤，都是通过汗法祛邪外出。如果采用冰敷，可能会阻碍邪气外出。

太阳风寒表实证，为机体感受风寒邪气，卫阳奋起抗争，邪正交争剧烈。采用解表药物是将在表邪气向外发散，使得寒邪从表而解。治疗时需要顺着疾病的走势祛邪外出，代表方麻黄汤具有发表散寒的作用，从而使表寒得解。《伤寒论》中反复提及误下、误吐等治疗的不良后果。治表证不能使用苦寒泻下的药物，否则会导致邪气内陷，病情加重。此时即使用冰敷也是不适合的。冰敷可能导致疾病缠绵难愈，因为过于寒凉的冰敷可加重寒邪闭表，阳气不能外达。

对于外感风寒、里热炽盛的大青龙汤证也不能使用冰敷，冰敷同样会加重寒邪闭表，外邪不解，里热不能透发，则病情不能缓解。

六经中，阳明经证和阳明腑证表现为里实热证。白虎汤证是典型的阳明经热证，白虎汤的核心药物是石膏，石膏虽寒，但有辛甘之性，既能清热泻火，又可宣透邪热；再配伍性寒质润的知母，可减少津液耗伤。单纯寒凉不行，需要加以辛散之性。

温病学的卫气营血辨证法更加强调透热外出，重视宣透。邪气在卫，辛凉透表的药物能使热邪从卫分而解，如桑菊饮、银翘散等。强调用药以轻为主，包括不使用大剂量药物，让风热、暑热、温热等邪气从表宣透而解。不能过早使用黄芩、黄连等苦寒药物直接泄热，病在卫分时，即使是金银花、连翘也不建议过早过量使用，因为寒凉药物会导致阳气受遏阻，邪热内陷。即使是病在营分，也有"入营犹可透热转气"的治疗思路。若病在卫、气、营分阶段使用冰敷退热，既会导致寒邪闭表，阻碍辛凉药物透热外出，也不利于在营分的"透热转气"，同时可能导致机体再受寒邪损伤，使得患者伤于寒。

　　可见，冰敷并不适合所有发热患者，过度使用冰敷，可能会导致邪气不能透达、耗伤阳气、闭阻气机、邪气内陷之弊。

（孟繁甦）

葛根之特性

《伤寒论》的桂枝加葛根汤、葛根汤、葛根加半夏汤，时方的升阳散火汤等，都是临床常用方，其中葛根有突出作用。

葛根是葛藤的根，葛藤可高达十几米。大的葛根可以长到大腿粗。葛根又称一尺藤，每天都能见到葛根在生长，可以看出葛根生长相当快。葛根强大的根系能够吸取地下四面八方的水气，不断供养葛藤。葛根不是壮阳药物，何以起阴气？这是由于葛根具有强大的升散能力，使津液向外布散，具有升腾作用。水湿为阴邪，易趋于下行。葛根起阴气的作用，是将脾之水湿向上升腾，而不让水湿留于肠间形成泻下之证。

藤类能通络止痹痛，葛根也同样具有此作用。《伤寒论》中葛根汤证的主证有二：一是伤寒无汗、项背强几几；二是太阳、阳明合病，必下利或不下利但呕。

葛根性辛发散，能够通达，在外可以解肌退热、发汗解表。

阳明经走行项背，葛根能治疗项背强几几。另外，有文献也提及用葛根治疗腰背痛，应该是葛根治疗项背强几几的扩展。葛根汤可以看成是桂枝汤加葛根、麻黄，而关于桂枝汤有："外证得之，能解肌去邪气；内证得之，能补虚调阴阳。"桂枝汤可补益脾胃，生化气血，使得肌肉、筋脉有所养，再使用葛根输布津液，可直达病所。桂枝汤是物质基础，而葛根是功能表现。还有文献提及用葛根汤加威灵仙、秦艽治疗肩凝证。我的理解是只要有无汗恶风、项背强几几都可用葛根汤。威灵仙、秦艽则是加强通络作用。另有文献指出葛根能治疗面部耳窍清气不升。例如，用葛根、石菖蒲治疗突发性耳聋；还有用葛根、丹参、川芎三味药物治疗头痛，究其实质是诸药走头面、行气活血之功。

恩师赖海标教授曾以七味白术散治愈一位术后腹泻多年的男性患者。患者感激不尽，称其为"再世华佗"。七味白术散仅含七味药物，由四君子汤加葛根、木香、藿香而成。我反复思考此方后认为，葛根在方中具有起阴气的作用，能使水湿升腾为津液，而不致下泻至肠，引起泄泻。

（孟繁甦）

内伤发热之"阴火"

　　中医界金元四大家之一的李东垣是补土派创始人，由其所创的阴火理论及以补中益气汤为代表的甘温除热法，在临床上意义深远。

　　李东垣之所以在创立内伤发热学说时运用"阴火"一词，应该是为了解释发热也可由内伤引起这种情况，弥补当时占主流的河间学派火热外感发热理论之不足。"阴火"是最能体现李东垣脾胃学说特点的概念之一。对于其确切的概念，李东垣并未具体论述，使用于各处时也含义不一，以致后人见仁见智，有人认为，是阴血伏火，有人认为是心火，有人认为是内伤之火、壮火、离位之相火，还有人认为是与"阳火"相对的一种火。

　　李东垣认为，脾胃之气不足而致的血虚、阴虚、津亏等均可产生肌热现象。或胃虚过食冷物，抑遏阳气于脾土，使脾有郁热，脾主肌肉四肢，故得肌热。"夫饮食失节，寒温不适，脾胃乃伤。喜怒忧恐，损耗元气，资助心火。火与元气不两立，火胜则乘其土位，此所以病也"，"夫脾胃不足，皆为血病。是阳气不足，阴气有余，故九窍不通。诸阳气根于阴血中，阴血受火邪则阴盛，阴盛则上乘阳分，而阳道不行，无生发升腾之气也。夫阳气走空窍者也，阴气附形质者也。如阴气附于土，阳气升于天，则各安其分也"。可见，阴火是由于饮食不节、寒温不适、情志失调等内伤因素导致脾胃虚弱而产生的，是与元气处于此消彼长关系的内伤之火。饮食失节、七情过极、元气不足致脾胃受损，其病本虚，而热生于内，出现以寒热、大渴、喘喝等大热为主的症状，其内生的火热邪气就是阴火所生，是脾胃内伤热病的病机关键所在，临床症见四肢发热、肌热，热如燎，扪之烙手，困倦乏力，怠惰嗜卧等。

　　升阳散火汤又叫柴胡升麻汤，出自《内外伤辨惑论》，主治四肢发热、肌热、筋痹热、骨髓中热、发困，热如燎，扪之烙手。它是治疗阴火的代表方之一。升阳散火汤原方组成：生甘草（二钱），防风（二钱五分），炙甘草（三钱），升麻、葛根、独活、白芍、羌活、人参（各五钱），柴胡（八钱）。方用辛温之防风、辛平之柴胡以升举阳气，发散郁火，柴胡还可升发胆气；以甘草、人参补中气，葛根、白芍益阴生津、输布津液，并配伍升麻、羌活大队风药以增升阳发散、疏通气血之功。主治脾胃虚而中焦火郁，临床表现为脘腹胀满，不思饮食，少气懒言，心中烦闷，高热反复不退，或自觉身热，口鼻出气热但体温升高不明显。升阳散火汤证的病因、病机是脾胃气虚，气机升降失常，运化无力，清阳不升，浊阴不降，郁于脾土而发热。脾主四肢，而见四肢发困，肌热，热如火燎于肌肤等症。此证病机根本在于脾胃虚弱，故以人参、甘草补益中焦脾胃，体现治病必求于本的思想。除了补益中焦脾胃之外，柴胡还可发少阳之火，升麻、葛根可发阳明之火，羌活、防风可发太阳之火，独活可发少阳之火，多种发散药物意在发散诸经郁火。柴胡疏泄气机，防风、升麻、葛根、羌活等大量风升类药物味薄气轻，上行可升举其阳，使三焦顺畅，中焦郁火一并发之。由升阳散火汤组方可以更加清楚地理解阴火的概念及补脾胃、祛阴火的治疗思路。

补中益气汤是甘温除热的代表方，以益气药物与升阳药物结合立方，开创益气升阳之先河。与升阳散火汤相比，补中益气汤更重在补益中焦脾胃，以味甘微温的黄芪为君药，补中益气、升阳固表，以人参、白术为臣药，补益中气、气充阳升、清退虚热、健脾燥湿。此方仅加少量升麻、柴胡，能升阳举陷，"引黄芪、甘草甘温之气味上升，能补卫气之散解，而实其表也，又缓代脉之缩急"。

除了升阳散火汤外，李东垣还有升阳益胃汤。《内外伤辨惑论》曰："脾胃虚则怠惰嗜卧，四肢不收，时值秋燥令行，湿热少退，体重节痛，口干舌干，饮食无味，大便不调，小便频数，不欲食，食不消；兼见肺病，洒淅恶寒，惨惨不乐，面色恶而不和，乃阳气不伸故也。当升阳益气，名之曰升阳益胃汤。"升阳益胃汤由黄芪、半夏、人参、炙甘草、独活、防风、白芍、羌活、陈皮、茯苓、柴胡、泽泻、白术、黄连、生姜、大枣组成。凡见倦怠乏力、饮食无味、身体酸重疼痛、口苦口干、二便不调，或兼有恶寒、淡漠寡欢，可考虑此方。由组方可知，升阳益胃汤在补益肺脾气虚的基础上，还能清热除湿、升举阳气。

脾胃是后天之本，气血生化之源，为全身气机升降的枢纽，可为辨证论治提供重要思路，在临床上应重视脾胃，补益中焦，调畅气机，使得生化有源、升降有序。

（孟繁甦）

"误入"中医深处，沉醉不知归路

　　我第一次接触中医是 2006 年在安徽中医学院（现安徽中医药大学）就读护理学专业时。仍记得在中医基础理论课上，老师和我们分享一个个临证医案时给我内心带来的冲击。当时中医的形象虽隔着一层神秘的面纱，但在我面前已鲜活起来。毕业后，我有幸在中山市中医院工作，逐渐读懂了老师传递的仁心仁术。在过去的十多年护理工作中，我通过医院提供的平台，参加各种中医理论课学习，旁听赖海标教授的中医读书会，进修中医专科护士，越学越觉得自己过往中医知识储备不足，更迫切地希望在出诊中医特色护理门诊以及中医师承学习中，不断提升中医思维能力。

　　我主要跟诊每周二上午的中医杂病门诊，接受孟繁甦老师的指导。老师的患者主要是月经不调、睡眠障碍及一些疑难杂症。第一次跟诊时，老师给我制定了明确的学习方向——学习《伤寒论》并背诵条文，更细心地为我提供了经典背诵书目及便于查阅的 App。通过每日的经典书目阅读和跟师笔记整理，我得以规范系统地学习经方知识。我白天工作、晚上读书，在背诵条文的过程中，每当在门诊跟师时看到老师给患者所用经方是自己已经理解并背诵的条文，内心就无比激动，也让我更持之以恒地学习经方。例如，有一位患者因大便次数多前来求诊，其已有 10 年病史，偶有腹痛、不能食冷、无恶心呕吐、梦多易醒。在询问症状过程中，老师尤其问到患者有无口臭，以排除热证。看诊结束后，老师对我说："对于真寒假热，在《伤寒论》条文里有明确说到。"然后和我一起复习："病人身大热，反欲得衣者，热在皮肤，寒在骨髓也；身大寒，反不欲近衣者，寒在皮肤，热在骨髓也。"我由此懂得，在临证时，不能只看表面就确定寒热。

　　老师在看诊过程中非常耐心细致，在门诊经常遇到患者因为病痛缠绵而烦躁、焦虑，但她总是和颜悦色，耐心地询问患者服药后的感受及变化，甚至会顾及患者对中药口味的接受程度。例如，有一位腹胀（脾虚气滞）患者，纳差乏力腹胀 3 天，恶心欲吐，大便顺畅，尿不尽，轻微反酸，手足冷，心情抑郁，舌红、苔薄，脉沉细弱。在看诊过程中，老师会细致地和患者沟通交流，根据患者胃气不降、气血不能畅行等情况，一次次询问患者服药后的变化，及时调整方药，三诊后患者症状包括心情得到显著改善。

在看诊过程中，老师非常注重经典方剂及经典理论的运用，如四逆汤、小青龙汤、仙方活命饮、潜阳封髓丹。在整理医案过程中，我重新学习了很多流派的医家学说。印象最深的是在整理一位少阴病患者的医案时，我发现老师用到了潜阳封髓丹加减，以温阳补土。在修改我整理的医案时，她还跟我讲解了关于郑钦安的火神派学说。在看诊一位痤疮患者后，老师告诉我此患者是因为阳气蓄积体内不能旁达而致皮肤腠理开合异常，并跟我讲解及要求我背诵相关重要内容——《黄帝内经·素问·汤液醪醴论》："帝曰：其有不从毫毛而生，五脏阳以竭也，津液充郭，其魄独居，孤精于内，气耗于外，形不可与衣相保，此四极急而动中，是气拒于内而形施于外，治之奈何？岐伯曰：平治于权衡，去菀陈莝，微动四极，温衣，缪刺其处，以复其形。开鬼门，洁净府，精以时服。五阳已布，疏涤五脏。故精自生，形自盛，骨肉相保，巨气乃平。"

感谢孟繁甦老师鼓励我不断学习、不断思考，给自己护理的角色以新的定位，重新出发，学习经方，提升临证思维能力。在跟师两个多月的时间里，老师在我学习经方的过程中教了我很多知识和学习方法，也令我在中医特色护理门诊工作时确立了辨证施护理念，为患者提供了更专业的中医护理服务。在学习中医之路上，我会继续虚心、踏实学习经方，不断提升中医理论水平。

（杜子媚）

我想把自己当成一味引经药

跟诊赖海标教授时，他曾说，医生要把自己当成一味药。他对待患者如亲人，诊病时对患者充满了爱心、同情心。对富贵患者不会多用药、用贵药，对贫苦患者更是尽量让其少花钱，能省则省，还耐心讲解病情及用药注意事项。他对待每个患者都是持着严肃认真、谨慎细致的态度，这种工作方式及为医态度对我影响极大。

我所在的综合科门诊，睡眠障碍患者占很大比例。睡眠障碍患者的症状往往伴随着情绪改变，两者相互影响，若不及时调整，很可能形成恶性循环。喜、怒、忧、思、悲、恐、惊是人体对外界事物和现象所做出的七种不同的情感反应，属于正常的精神活动和心理表现，是人体的正常反应。《黄帝内经·素问》云："人有五脏化五气，以生喜怒悲忧恐。"精神活动是以五脏精气作为物质基础的功能活动，正常生理状态下的七情是不会导致疾病发生的。只有突然、强烈或长期的情志刺激并且超过人体正常生理活动范围，才会引起气机紊乱、脏腑气血功能失调，最终导致疾病的发生。在诊治过程中，我最大的体会是睡眠障碍患者往往由于某些工作、生活等情况导致情绪异常，从而出现睡眠障碍，又因为不能得到理解、充分倾诉及适当休息等，进一步出现焦虑、抑郁等状态，极大影响了日常生活、工作质量。因此，医生对患者的诊治态度和人文关怀非常重要。

在中药处方中，我们常常采用引经药引导药物的走向，使得药物能到达疾病所在的经络、脏腑，从而直达病所。引经药最早见于《神农本草经》，称官桂"为诸药先聘通使"；陶弘景则在《名医别录》中记载肉桂可"宣导百药"。《本草衍义》提出"桑白皮引水，意以接桑螵蛸就肾经"。不仅有"引接"的药物，还有最终所"就"之经络、脏腑，此为引经药的先导。我想把自己当成一味引经药，秉持"以人为本"的思想，给予患者更多关心、爱护，准确辨证，使得药物直达患者"内心"，协同药物发挥作用。

赖海标教授按语

医学可以说是科学加人文，中医更是注重人文关怀。中医强调天人相应，讲究整体观念，人与自然和谐统一，人的肉体和精神相互作用、相互影响，在快节奏、高压力的现代社会，临床所见的不少病变是躯体疾病和心理疾病相互交织的。人得病后往往是惶恐无助的，特别是一些急病、重病、难病，以及没有特效药的慢性病。患者前来求诊时，如果医生在规范诊治之余，能耐心倾听，细致关怀，恰当安慰，往往会取得更好的治疗效果，也会得到患者的肯定和配合。尽管医学日益进步，但医生能治好的也仅是一部分疾病。医生能做的，正如美国特鲁多医生所说："有时治愈，常常帮助，总是安慰。"但愿医生自己能成为一味良药，抚慰患者痛苦的心灵与肉体。

（孟繁甦）

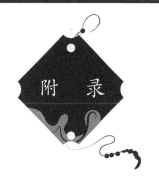

赖海标教授治疗新型冠状病毒感染经验

孟繁甦

【摘 要】赖海标教授在治疗新型冠状病毒感染的过程中，发现广东省中山地区的疫情特点为疫毒外侵，病位在手太阴肺和足太阴脾，湿瘟郁于太阴为基本病机，或从阳化热，或从阴化寒，虚实夹杂，故治法应着重宣肺排毒、醒脾化湿。该文主要总结赖海标教授治疗新型冠状病毒感染的经验。

【关键词】新型冠状病毒感染；中山地区；赖海标

2019 年 12 月，湖北省武汉市陆续发现多例新型冠状病毒感染（简称新冠病毒感染）病例，通过对已确诊患者病情表现分析，国家中医药管理局医疗救治专家组组长仝小林院士认为，新冠病毒感染属于中医"寒湿疫"，因感受寒湿疫毒而发病。随着新冠病毒感染疫情的蔓延，中山市也陆续出现一些病例。中山市委市政府和中山市卫生健康局非常重视中医药在防治新冠病毒感染中的作用，于 2020 年 1 月 27 日成立中山市新冠病毒感染医疗救治中医专家组，结合中山市患者特点，对疑似患者早期介入和确诊患者全程治疗进行中药干预，取得了明显成效。

经分析，中山市新冠病毒感染患者的病情特点与武汉市的患者略有不同。武汉地处长江流域，湖泊众多，2019 年 12 月当地气候反常，湿热蒸腾，阴雨连绵，形成疫戾之气，极易致病。通过对武汉地区新冠病毒感染患者的诊治发现，当地患者舌胖大有齿痕，有厚腻腐苔，以湿为主，故以"湿毒疫"为特点。吴又可在《温疫论》中指出："南方卑湿之地，更遇久雨淋漓，时有感湿者。"中山市地处岭南，为亚热带和热带季风海洋气候，天气炎热潮湿，久居此地易见阳热偏盛体质；再者，岭南常年湿气弥漫氤氲，湿热易蕴结脾胃，常年高温及雨水充足，河流密布且海岸线长，果蔬及渔业发达，形成中山人多食阴柔海产的饮食特点。因天气高温，当地人喜饮清热祛湿、消暑解毒等草药煎制的凉茶①，易形成脾胃湿困或寒湿困脾体质。《和氏谈选》记载，东南之地，土薄水深，其俗所食粳稻鱼虾，故其禀受差弱，而多脾胃之病。不同地域的风土物候造就了区域性的体质特点，当外邪侵袭时，其表现也有所不同。中山地区新冠病毒感染患者舌苔多厚腻，早期多有发热，但热势不高，咽痛、乏力及纳差、便溏等消化道症状明显。结合中山潮湿闷热的气候特点，病因为疫毒外侵，病位在手太阴肺和足太阴脾，湿瘟郁于太阴为基本病机，或从阳化热，或从阴化寒，虚实夹杂，治法上应着重宣肺排毒、醒脾化湿。

根据临证情况，患者的临床症状主要表现为两大类：一类是以手太阴肺经症状为突出表现，如发热、咳嗽、头痛、咽痛、全身酸痛、心烦、便秘、舌红、苔黄腻等，考虑为湿毒壅肺、肺气失宣，以清热祛湿、宣肺透邪为主要治法，方以麻杏甘石汤合升降散及芳香化湿之品为主。另一类则是以足太阴脾经症状为突出表现，如不发热、微恶寒、无汗或汗出不畅、头身困重、肌肉酸痛、乏力、口干不欲饮，或伴有胸闷脘痞，或见呕恶纳呆，腹部胀闷，大便溏泄或黏滞，舌淡红、苔白腻，考虑为寒湿郁肺、脾胃不和，以宣肺散寒、醒脾化湿为主要治法，方以藿朴夏苓汤加减。

赖海标教授强调，在治疗中要注重调理脾胃。太阴包括手太阴肺与足太阴脾，《伤寒论》中的太阴病主要论述的是足太阴脾经的病变。足太阴脾，属土主湿，位于中焦，其经脉循行于腹，主要功能是主运化，其气以升为顺。脾主运化，所谓"化"，是指把水谷中的精微物质吸收、生化，变为人体必需的气血津液；所谓"运"，是指通过经络把生化的气血津液输送到全身各处，以营养五脏六腑。这个过程又称为"升清"，故脾有"后天之本"之称。太阴与阳明互为表里，太阴脾与阳明胃以膜相连。胃司纳主燥，脾司运主湿，脾主升，胃主降，二者升降协调，燥湿相济，相辅相成，相互制约，共同完成水谷的受纳、腐熟、运化、吸收及输布。若发病，胃则多属热、燥、实，脾则多属虚、寒、湿，所以又有"实则阳明，虚则太阴"之说。赖海标教授强调，无论是瘟疫还是疫毒，与人的体质有密切关系。据临证资料分析，很多患者表现为头身困重、呕恶纳呆、腹胀、大便溏泄或黏滞、舌苔腻，可证"脾虚夹湿"的病证特点。脾运化水湿不利，则可从阳化热，或从阴化寒。

脾为肺之母，从病理上看，肺为贮痰之器，脾为生痰之源。《黄帝内经·灵枢·决气》曰："上焦升发，宣五谷味，熏肤，充身，泽毛，若雾露之溉。"《黄帝内经·灵枢·营卫生会》又概括为"上焦如雾"。赖海标教授指出，将上焦功能形容为"如雾"，形象地阐述了上焦心肺输布气血，犹如雾露弥漫之

---

① 袁天慧，冼绍祥，杨忠奇，等．岭南中医药文化与养生保健．中医杂志，2013，54（3）：266－268.

状，灌溉并温养全身脏腑组织。肺有宣发肃降的作用，若脾虚不能制水，则湿邪阻于肺，影响肺的宣发肃降，肺之水饮不化，形成寒痰或热痰，发为咳喘等症。

赖海标教授认为，湿热交杂，清热则助湿，祛湿则易助热，故临证需要注意勿过用苦寒或温燥的药物，无论湿邪在上焦、中焦还是下焦，治疗均应注意宣畅三焦气机。三焦畅通，则湿有出路，湿去则寒热可解，藿香正气散、达原饮、藿朴夏苓汤、三仁汤、甘露消毒丹等均是临床常用方。赖海标教授临证用药少而精，喜用轻清灵动、辛温芳香、性味平淡之品。对于湿郁上焦者，多用藿香、佩兰、豆豉、前胡、苦杏仁等芳香化湿、开宣肺气，气化则湿亦化，湿化则热易清。对于湿阻中焦者，在芳香化湿、宣降肺气的同时，加用陈皮、半夏、厚朴、木香、大腹皮、白豆蔻、草豆蔻等辛开之品。对于湿蕴下焦者，则用滑石、淡竹叶、白茅根、芦根、通草等导湿于下。热郁于内，亦当清之，然而湿与热胶结，过用苦寒又可能导致湿邪凝滞，湿不得化，气机不畅，甚至闭塞清窍、神志昏蒙，故用寒药味宜少、量宜轻，黄芩、栀子、黄连可酌情使用。在此次会诊中，赖海标教授多次使用国医大师李士懋的新加升降散，取其升清降浊、外宣内清的作用，其中僵蚕、蝉蜕、大黄、姜黄能调畅气机，宣透散热，泻火降浊。赖海标教授还注重使用岭南特色中草药，如运用土牛膝利咽解毒，火炭母、木棉花、鸡蛋花清热利湿止泻，布渣叶祛湿消积，广藿香醒脾化湿等。

中医药治疗新冠病毒感染有明显的优势，除辨证论治外，还要因时、因地、因人制宜，坚持整体观念。中医药早期介入、全程参与新冠病毒感染的治疗，在改善患者症状、减少重症病例、缩短治疗时间等方面发挥了重要作用。

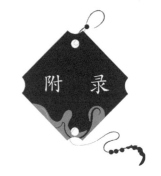

附　录

赖海标教授"肺脾同治"治疗中山市新型冠状病毒感染病例经验

孟繁甦

【摘　要】赖海标教授根据会诊情况总结分析了广东中山新冠病毒感染的救治特点：应以"肺脾同治"为主。中医药的早期介入、全程参与，对广东中山新冠病毒感染救治起到了非常重要的作用。

【关键词】新型冠状病毒感染；中医药；肺脾同治

2020年1月27日，广东省中山市成立了中山市新冠病毒感染医疗救治中医专家组。该专家组由中山市中医院四位名中医组成，分别是广东省名中医缪灿铭教授、缪英年教授，国家级重点专科学术带头人及广东省中医药管理局第三批名老中医师承项目指导老师赖海标教授，广东省中医重点专科学术带头人李乐愚教授。中医专家组在国家治疗指南的基础上，对疑似患者的早期介入、确诊患者的全程治疗进行了中药干预。

1. 赖海标教授治疗新冠病毒感染的"肺脾同治"理论体系

赖海标教授作为中山市中医专家组成员之一，参加了中山新冠病毒感染患者的中医救治工作。他从病例表现特点分析，认为"肺脾同治"对此次疫情中的中山新冠病毒感染患者非常重要。

咳嗽是临床常见病，但有些咳嗽患者治疗难度大，甚至有"名医不治咳"之说。《黄帝内经·素问·咳论》谓："黄帝问曰：肺之令人咳，何也？岐伯对曰：五脏六腑皆令人咳，非独肺也。帝曰：愿闻其状。岐伯曰：皮毛者，肺之合也，皮毛先受邪气，邪气以从其合也。其寒饮食入胃，从肺脉上至于肺，则肺寒，肺寒则外内合邪，因而客之，则为肺咳。五脏各以其时受病，非其时，各传以与之。"赖海标教授认为，咳嗽是肺之本病。肺主气，司呼吸，主宣发肃降。肺失宣肃，则肺气上逆，发为咳。肺为"娇脏"是指肺喜润恶燥，不耐寒热，肺开窍于鼻，通过鼻、喉与外界相通。肺其华在皮毛，主外，"风邪上受，首先犯肺"。凡外感六淫邪气，首先必客于肺系，影响肺的宣发肃降，发为咳嗽。同时，五脏六腑皆令人咳，非独肺也，有肺咳、脾咳、肾咳、心咳和肝咳之名，可见五脏六腑之病变，都可导致肺气上逆发为咳嗽。张景岳更是把咳嗽分成外感、内伤两类，对后世影响很大。又有"咳不离乎肺，亦不止于肺"之说。临证时，见咳嗽需要详细辨别，精准施治，才能疗效显著。

赖海标教授强调，虽然咳嗽与五脏皆有关，但由于脾胃在整个五脏六腑中居于核心地位，故脾胃与咳嗽关系尤为密切。脾胃位于中央，其上为心火，其下为肾水，其左为肝木，其右为肺金。脾胃是气机升降的枢纽，左升右降是指肝阳气升于左，肺阴气降于右；心阴从上焦而降，肾阳从下焦而升，肝肺心肾以脾胃为中心协调升降。脾为肺之母，气血生化之源，称为"后天之本"。若脾失健运，痰湿内生，上犯于肺，壅阻肺气，肺失宣降，会导致咳嗽、咯痰、胸脘胀闷，同时伴有脾气虚弱的食少、便溏、乏力等症状。

2. 赖海标教授运用"肺脾同治"治疗中山新冠病毒感染病例

赖海标教授分析了此次疫情在中山的特点。根据会诊情况，患者的临床症状主要表现为两大类：一类以肺部症状为突出表现，如发热，咳嗽伴有痰，黄或稠，或者干咳，乏力，头痛，咽痛，全身酸痛，口干口苦，心烦，尿赤便秘，舌红，苔黄或黄腻、不润，脉滑数，考虑为湿毒壅肺，肺气失宣；另一类则是以脾胃症状为突出表现，如低热或不发热，微恶寒，头身困重，肌肉酸痛，乏力，咳嗽痰少，口干却饮水不多，或伴有胸闷脘痞，无汗或汗出不畅，或见呕恶纳呆，腹胀，大便溏泄或黏滞，舌淡红、苔白腻，脉浮略数，考虑为寒湿郁肺，脾胃不和。从临床表现看，此类患者以肺部和脾胃症状为突出表现，或以肺部症状为主，或以脾胃症状为主，或者两者兼而有之。鉴于上述情况，肺脾与咳嗽密切相关，故此次疫情中患者救治应强调"肺脾同治"。《黄帝内经·素问·经脉别论》云："饮入于胃，游溢精气，上输于脾。脾气散精，上归于肺，通调水道，下输膀胱，水精四布，五经并行，合于四时五脏阴阳，揆度以为常也。"饮食入胃后，经过胃的消化，其中的精华上输于脾，通过脾气布散水精的作用，一部分水液布散全身，一部分水液上输于肺。肺通过宣发，将津液散于上部和周身皮毛；通过肃降，把津液输于肾、膀胱及下部。这样就使水精布散于周身，流注于五脏经脉，并随着四时气候、五脏阴阳的变化，作出相应的调节。由此可以看出，脾的散精和肺的通调作用非常重要。另外，脾胃同属中焦，胃司纳主燥，脾司运主湿，脾主升，胃主降，二者升降协调，燥湿相济，相辅相成，相互制约，共同完成对水谷的受纳、腐熟、运化、吸收及输布。若发病，胃则多属热燥实，脾则多属虚寒湿，所以又有"实则阳明，虚则太阴"之说。据会诊资料分析，很多患者表现为头身困重，呕恶纳呆，腹胀，大便溏泄或黏滞，舌苔腻，可证"脾虚夹湿"的病证特点。赖海标教授强调，瘟疫、疫毒都与人之体质有密切关系。脾运化水湿不利，则可从阳化热，或从阴化寒。临床常用党参、白术、升麻、柴胡、葛根等健运脾胃。若脾虚运化失司，则成水湿，湿邪易与寒热互结。

赖海标教授强调，寒湿同属阴邪，尚易治疗。若湿热交织，清热则助湿，祛湿则易助热，故临证需要注意勿过用苦寒或温燥的药物。不论湿邪在上焦、中焦还是下焦，治疗都应注意宣畅三焦气机。三焦畅通，则湿有去路，湿去则寒热可解。藿香正气散、达原饮、藿朴夏苓汤、三仁汤、甘露消毒丹等都是临床常用方，只是各方的侧重点不同。赖海标教授用药少而精，喜用轻清灵动、辛温芳香、性味平淡之品。对于湿郁上焦者，多用藿香、佩兰、淡豆豉、前胡、苦杏仁等芳香化湿、开宣肺气，以肺主气，气化则湿亦化，湿化则热易清。对于湿阻中焦者，在用芳香化湿、宣降肺气之药的同时，加用陈皮、半夏、厚朴、木香、大腹皮、白豆蔻、草豆蔻等辛开于中。对于湿蕴下焦者，则用滑石、淡竹叶、白茅根、芦根、通草等导湿于下。热郁于内，亦当清之，然而湿与热胶合，过用苦寒又可能导致湿邪凝滞，湿不得化，气机不畅，甚至闭塞清窍、神志昏蒙，故用寒药味宜少、量宜轻，黄芩、栀子、黄连可酌情用之。此次会诊，赖海标教授多次使用国医大师李士懋的新加升降散，取其升清降浊、外宣内清的作用，僵蚕、蝉蜕、大黄、姜黄能调畅气机，凡遇气机不畅、热郁于内，可用其宣透散热、泻火降浊。本着"一方水土养一方人"的古训，赖海标教授注重使用岭南特色中草药，运用土牛膝利咽解毒，火炭母、木棉花、鸡蛋花清热利湿止泻，布渣叶祛湿消积，广藿香醒脾化湿。

赖海标教授强调，此类患者早期不宜补肺，应以宣通为主。肺为"娇脏"，不耐寒热。《黄帝内经·素问·六元正纪大论》谓："帝曰：善。郁之甚者，治之奈何？岐伯曰：木郁达之，火郁发之，土郁夺之，金郁泄之，水郁折之，然调其气，过者折之，以其畏也，所谓泻之。"对于"火郁发之"，王冰注"发，谓汗之，令其疏散"，后世多衍为发汗法、升阳散火法等。温疫病更应突出"火郁发之"。麻杏甘石汤、新加升降散是本次治疗常用方，旨在调畅气机，具有宣郁散热之功。银翘散、桑菊饮、新加香薷饮、五加减正气散、三仁汤、桑杏汤等治温病初起名方，皆可辛凉透邪，寓"火郁发之"之理。章虚谷在《温热经纬·叶香岩外感温热篇》按:"邪在卫分,汗之宜辛凉轻解。清气热不可寒滞,反使邪不外达而内闭,则病重矣。"此言进一步阐明了温病邪在卫分,用药不可寒滞,会有碍宣透外达,过凉可致病情加重。另外,肺的宣发输布,有利于脾运水湿,防止水湿内生,上逆肺脏。

3. 病案举隅

胡某,男,28岁。因"发热一天"于2020年1月28日收入院,肺部CT提示"考虑左肺炎症",中山市疾控中心新型冠状病毒核酸检测显示阳性。诊断:新型冠状病毒性肺炎。

首诊:患者无发热恶寒,少许汗出,稍气促,痰少质稀,大便稀溏,面色晦黄。舌淡暗、边齿印,苔白腻。中医诊断:温疫。辨证:湿毒困于肺胃(脾)。处方:麻杏薏甘汤合升降散加减:炙麻黄6克,北杏10克,薏苡仁30克,炙甘草5克,苍术10克,草果5克,白蔻仁(后下)10克,滑石15克,藿香15克,僵蚕10克,蝉蜕10克。3剂,每日1剂。复诊:患者诉症状减轻,无发热、咽痛,痰白稀,大便稀,5~6次/日。舌淡暗、苔黄白。处方:前方微调:炙麻黄6克,北杏10克,薏苡仁25克,炙甘草5克,蝉蜕10克,前胡10克,黄芩10克,桑白皮15克,滑石20克,藿香10克,葛根20克。3剂,每日1剂。结果:患者转阴出院。

按:本案为确诊新型冠状病毒性肺炎病例,首诊见少许汗出,稍气促,痰少质稀,考虑为湿毒困于肺胃(脾),故以麻杏薏甘汤辛凉宣泄、健脾化湿为主。加用僵蚕、蝉蜕,有升降散之义。升降散由大黄、姜黄、僵蚕、蝉蜕四味药组成,能调畅气机升降,凡是遇到气机不畅、清浊不分,都可考虑使用升降散,取其宣郁散热、泄火化瘀之功。国医大师李士懋的新加升降散也是同理,取各药的透热作用。患者大便溏薄、舌边齿印、苔白腻,可证其有寒湿之证,故加苍术、草果、白蔻仁、滑石、藿香芳香化湿、醒脾、健脾,通利三焦。服药3剂后,患者诸症均明显改善,后以3剂善后,患者痊愈出院。

4. 结语

中医药早期介入、全程参与新型冠状病毒感染救治工作,对改善发热、咳嗽、咽痛以及乏力、恶心呕吐等症状效果显著。同时,本着"因时、因地、因人制宜"的原则,中医药治疗结合本地特点,使用了岭南特色中草药。此次疫情,中山市中医专家早期正确的治疗,在改善患者症状、避免病情加重、加快核酸转阴、及早治愈出院等方面发挥了重要作用。

参考文献

[1] 苗青，丛晓东，王冰，等．新型冠状病毒肺炎的中医认识与思考．中医杂志，2020，61（4）：286－288.

[2] 马家驹，陈明，王玉光．新型冠状病毒肺炎中医证治述要．北京中医药，2020，39（2）：95－101.

[3] 孟景春，王新华．黄帝内经素问译释．上海：上海科学技术出版社，2009.

[4] 王冰．素问．长春：时代文艺出版社，2008.